PraxisWissen

Gerhard Hintenberger

Digitale Ansätze in der psychosozialen und psychiatrischen Arbeit

Psychiatrie Verlag

Die Reihe **Praxis**Wissen wird herausgegeben von:
Michaela Amering, Andreas Bechdolf, Karsten Giertz, Caroline Gurtner, Klaus Obert, Tobias Teismann und Maike Wagenaar

Gerhard Hintenberger
Digitale Ansätze in der psychosozialen und psychiatrischen Arbeit
PraxisWissen 20
1. Auflage 2025
ISBN: 978-3-96605-286-3
ISBN E-Book (PDF): 978-3-96605-332-7
ISBN E-Book (EPUB): 978-3-96605-333-4

Bibliografische Information der Deutschen Nationalbibliothek
Die Deutsche Nationalbibliothek verzeichnet diese Publikation in der Deutschen Nationalbibliografie; detaillierte bibliografische Daten sind im Internet über https://portal.dnb.de abrufbar.

Psychiatrie Verlag GmbH
Ursulaplatz 1
50668 Köln
info@psychiatrie-verlag.de

Lektorat: Uwe Britten, Eisenach
Umschlagkonzeption und -gestaltung: studio goe, Düsseldorf
Umschlagabbildung: stock.adobe.com/gamespirit
Typografiekonzeption: Iga Bielejec, Nierstein
Typografie und Satz: Barbara Hoffmann, Leipzig
Druck und Bindung: Plump Druck & Medien, Rheinbreitbach

PraxisWissen

Digitale Ansätze in der psychosozialen und psychiatrischen Arbeit

Psychiatrie Verlag

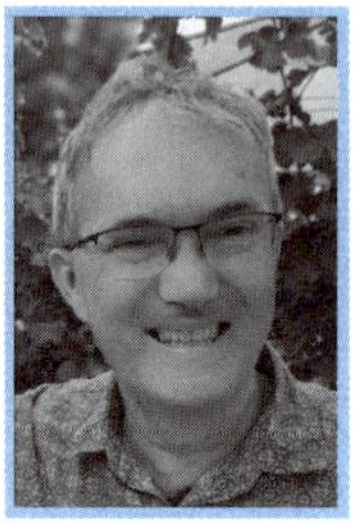

GERHARD HINTENBERGER, Psychotherapeut, Supervisor und Lehrtherapeut für Integrative Therapie. Umfassende Publikations- und Lehrtätigkeit zum Themenfeld »Digitale Anwendungen in Psychotherapie und Beratung«. Herausgeber des e-beratungsjournal.net sowie Gestalter des Podcasts »Landschaftsgärtner:innen der Neurosen«. Internet: https://www.praxis-hintenberger.at.

Für Renate, die unter Pixel etwas ganz anderes versteht.

Inhalt

Digitale Unterstützung: Warum denn nicht? Einleitung 7

Digitale Settingumgebungen 10

Grundlagen digitaler Medien 10

Schriftbasierte Kommunikation 11

Video- und audiobasierte Kommunikation 14

Hybride Kommunikation 17

KI-basierte Kommunikation 19

App-basierte Kommunikation 21

Setting als Intervention 22

Blended Counseling und Blended Psychotherapy 24

Ethik im digitalen Behandlungskontext 27

Konviviale Ethik 27

Prinzipienethik 30

Die Vielfalt digitaler Medien in der psychosozialen Anwendung 37

Offenheit durch Anonymität – der schriftbasierte Modus 37

Asynchron-schriftbasierte Beratung und Therapie 39

Synchron-schriftbasierte Beratung und Therapie 57

Interaktionsorientiertes Schreiben 62

Der messengerbasierte Modus in der Praxis 66

Sich zugewandt ansehen – der videobasierte Modus 72

Die vertrauensvolle Atmosphäre der Stimme – der audiobasierte Modus 79

Selbstwirksamkeit stärken – der appbasierte Modus 82

Conversational Experience mit einer Maschine – der KI-basierte Modus 86

Spezifische Herausforderungen im digitalen Behandlungskontext 94

Beziehungsgestaltung im Digitalsetting 94

Schriftbasierte Kommunikationskanäle 95

Videobasierter Kommunikationskanal 97

Unterstützung im Diagnostikprozess 99

Digitale Phänotypisierung 99

KI-gestützte Diagnostik 101

Digitalisierung der Symptomdokumentation 103

Digitale Unterstützung bei psychischen Problemen 105

Digitalbasierte Unterstützung am Beispiel von Depressionen 106

Digitalbasierte Ansätze bei Suchterkrankungen 108

Chatbots 110

Selbstmanagement- und Selbsthilfe-Apps 113

Ethische Herausforderungen 116

Suizidalität als Herausforderung in der Online-Beratung 118

Risikoabschätzung 118

Suizidprävention 120

Digitale Medien in der Behandlung von Jugendlichen und jungen Erwachsenen 128

Aufforderungscharakter digitaler Medien 129

Exzessives Medienverhalten 133

Digitale Medien im stationären Setting 138

Psychosoziale Beratung und Behandlung der Zukunft – eine Schlussbetrachtung 142

Ausgewählte Literatur 144

Digitale Unterstützung: Warum denn nicht? Einleitung

Viele Fachkräfte aus psychosozialen und medizinischen Berufsgruppen stehen digitalen Medien skeptisch gegenüber. Dies ist zunächst nicht verwunderlich, da in diesen Berufsfeldern eine intersubjektive Grundhaltung zentraler Bestandteil der Arbeit ist und technikgestützte Kommunikation eher als eine potenzielle Störquelle für zwischenmenschliche Begegnungen angesehen wird. Auch fehlt bislang eine umfassende Auseinandersetzung mit der Frage, wie eine zeitgemäße Anthropologie diesen Herausforderungen begegnen kann.

Gleichzeitig steht inzwischen allerdings eine breite Palette an digitalen Angeboten zur Verfügung, die gezielt für verschiedene Zielgruppen entwickelt wurden. Die Forschung in diesem Bereich hat sich enorm weiterentwickelt, sodass es zu vielen digitalen Anwendungen mittlerweile eine solide Datenlage gibt. Wer sich intensiver mit dem Thema beschäftigen möchte, findet in Fachzeitschriften und wissenschaftlichen Publikationen wertvolle Informationen. Besonders empfehlenswert sind das Open-Access-Journal www.e-beratungsjournal.net oder aktuelle Übersichtswerke wie Eichenberg & Kühne (2014), Engelhardt (2021), Knaevelsrud u. a. (2016) oder Müller (2023).

Die Idee, Beratung online anzubieten, reicht weiter zurück, als viele vermuten. Schon 1986, lange bevor das Internet zum Massenphänomen wurde, startete die Cornell University in den USA ein innovatives Projekt: »Dear Uncle Ezra«, benannt nach dem Gründer der Universität, Ezra Cornell. Die Grundidee dahinter war, ein niederschwelliges Beratungsangebot für Studierende aufzubauen. Die Initiatoren waren davon überzeugt, dass es den Betroffenen durch anonyme schriftliche Kommunikation leichter fiele, sich zu öffnen und Unterstützung anzunehmen (Grohol 2010). Da sich die Probleme der Studierenden oft ähneln, wurden sowohl Fragen als auch Antworten in Auszügen auf der Plattform veröffentlicht. Dies war eine kluge Entscheidung, denn so konnten nicht nur die Ratsuchenden profitieren, sondern auch andere Studierende, die mit ähnlichen Schwierigkeiten zu kämpfen hatten. Die öffentlich zur Verfügung gestellten Fragen und Antworten hatten somit eine präventive und informative Wirkung für die gesamte Community.

Auch im deutschsprachigen Raum gibt es eine lange Tradition digitaler Beratung. Die Telefonseelsorge beispielsweise bietet bereits seit 1995 schriftbasierte Online-Beratung an und gehört damit zu den Pionieren auf diesem Gebiet (Knatz 2014). Online-Beratung existierte also schon lange vor der COVID-19-Pandemie, auch wenn diese zu einem sprunghaften Anstieg und einer Verbreiterung des Anwendungsspektrums führte.

Stefan Kühne (2009) beschreibt in einer Adaption des organisationstheoretischen Modells von Tolbert und Zucker Institutionalisierungsprozesse digitaler Beratungsangebote entlang von drei Phasen. Die *Pionierphase* (Habitualisation) wurde bereits hinter sich gelassen. Auch die *Vor-Institutionalisierung* (Objectification), die durch systematische Reflexionen und erste Best-Practice-Beispiele gekennzeichnet ist, kann als abgeschlossen betrachtet werden. Die theoretischen Grundlagen sind in der Zwischenzeit breit gefächert und das Wissen wird zunehmend objektiviert. Die vollständige *Institutionalisierung* (Sedimentation) ist nahezu erreicht und manifestiert sich in der Quantität und Qualität von Forschungsergebnissen, Publikationen und Leitlinien sowie in der Abnahme an De-Institutionalisierungsprozessen. Digitalbasierte Unterstützungssysteme im psychomedizinischen Kontext haben sich inzwischen so fest etabliert, dass kaum noch jemand ihre Daseinsberechtigung anzweifelt oder versucht, sie wieder abzuschaffen.

Digitale Unterstützung im psychomedizinischen Bereich ist also längst keine Zukunftsmusik mehr. Sie hat sich fest etabliert. Dieses Buch fasst die wichtigsten wissenschaftlichen Erkenntnisse kompakt zusammen, der Schwerpunkt jedoch liegt auf der Praxis. Erfolgreiche Projekte und digitale Interventionsmöglichkeiten werden vorgestellt und anhand konkreter Beispiele veranschaulicht. Ein besonderer Vorteil: Alle Kapitel stehen für sich und können deshalb in beliebiger Reihenfolge gelesen werden. Das Buch richtet sich an Fachkräfte aus Psychiatrie, Medizin, Psychologie, Psychotherapie und der Sozialen Arbeit. Um den Lesefluss nicht zu beeinträchtigen, wechseln die genannten Berufsgruppen im Text ab.

Künstliche Intelligenz spielte auch beim Schreiben dieses Buches eine besondere Rolle. ChatGPT bereicherte das Brainstorming mit »eigenen« Ideen, regte zu sokratischen Dialogen an, unterzog einzelne Kapitel einer kritischen Analyse und brachte neue Perspektiven und Gegenargumente ein. Jenni AI half bei der Literaturverwaltung und ermöglichte direkte Fragen an die Publikationen, die ein vertieftes Verständnis und so manche Zeitersparnis ermöglichten. Schließlich gelang es DeepL immer wieder, den Autor davon zu überzeugen, bestimmte Formulierungen zu ändern, und wurde so gleichzeitig unfreiwillig zu einem Trainingsprogramm für einen konstruktiven Umgang mit narzisstischen Kränkungen.

Weiterführendes Material

Weiterführendes Material zum Buch und eine Sammlung der relevanten Links finden Sie mithilfe des folgenden Links und QR-Codes.

www.psychiatrie-verlag.de/qr/Hintenberger

Digitale Settingumgebungen

Digitale Beratungs- und Therapieformen haben sich in den vergangenen Jahren rasant weiterentwickelt. Die Bandbreite digitaler Kommunikationsmedien, die für Therapie und Beratung genutzt werden, ist heute vielfältiger denn je und reicht von E-Mail, Messenger und Chat über Videotools und Telefon bis hin zu innovativen Technologien wie künstliche Intelligenz (KI) und Virtual Reality (VR). Je nach Anlass kommen dabei unterschiedliche Formate zum Einsatz. Manche Therapie- und Beratungsangebote sind dialogisch angelegt, andere folgen manualisiert in Form von Selbsthilfe-Apps oder Online-Programmen einem festen Ablauf. Hybride Modelle wie das Blended Counseling wiederum kombinieren verschiedene Ansätze untereinander. Besonders spannend, aber auch risikobehaftet sind neue Technologien wie avatarbasierte Therapien oder Chatbots, die selbstständig als virtuelle Berater agieren.

All dies eröffnet viele neue Möglichkeiten, um individuell auf die Bedürfnisse und Problemlagen der Klientinnen und Klienten einzugehen und passgenaue Unterstützung anzubieten. Gleichzeitig bringen diese Entwicklungen aber neue Herausforderungen mit sich, die es zu bewältigen gilt. Neben den technischen Voraussetzungen müssen auch ethische und datenschutzrechtliche Aspekte berücksichtigt werden, um einen sicheren und effektiven Einsatz digitaler Therapieformen zu gewährleisten.

Grundlagen digitaler Medien

Warum schreiben manche Menschen lieber Nachrichten, während andere das persönliche Gespräch bevorzugen? Die Wahl eines Kommunikationskanals erfolgt selten zufällig. Meist wird sie bewusst getroffen, durch soziale Normen beeinflusst oder zwischen den Beteiligten ausgehandelt (Döring 2013). Es ist also davon auszugehen, dass die Entscheidung für ein persönliches Gespräch in einer Beratungsstelle oder für eine schriftbasierte Chatberatung eine Frage individueller Präferenzen und des jeweiligen Anlasses ist. Für Fachkräfte ist es wichtig, die Besonderheiten der unterschiedlichen Kanäle zu verstehen. Nur so lassen sich digitale Interventionen gezielt und wirkungsvoll einsetzen. Denn je nach Medium unterscheiden sich die Dynamik, die technischen Rahmenbedingungen und die Art der Interaktion erheblich.

Schriftbasierte Kommunikation

Schriftbasierte Medien sind stark von zeitlichen Aspekten geprägt: Sie können entweder zeitversetzt (asynchron), in Echtzeit (synchron) oder in einer Mischung aus beidem genutzt werden. Entsprechend unterschiedlich ist die technische Umsetzung per E-Mail, Chat oder Messenger. Ein wesentliches Merkmal der schriftlichen Interaktion ist das Fehlen von Mimik, Gestik und Stimme. Dies erweist sich insbesondere in psychomedizinischen Kontexten als vorteilhaft (ausführlich Hintenberger 2021), denn paradoxerweise erleichtert die Anonymität das Mitteilen persönlicher Probleme, da die Klienten im wahrsten Sinne des Wortes ihr Gesicht wahren können (Schultze 2007). Zudem ist es einfacher, sich sozialen Normen zu entziehen, ohne Konsequenzen befürchten zu müssen. Sie haben dadurch eine größere Kontrolle über das Beziehungsgeschehen und können zum Beispiel Beginn, Ende und Frequenz weitgehend selbst bestimmen.

Gerade für Menschen mit traumatischen oder belastenden Beziehungserfahrungen ist die Möglichkeit, Nähe und Distanz selbst zu steuern, ein großer Vorteil. Der Psychologe John Suler (2004) spricht hier von einem »disinhibition effect«, also einer Art Enthemmung. Dadurch fällt es den Betroffenen leichter, über schambesetzte Themen zu sprechen, oft sogar schneller als im direkten Gespräch. »Ich weiß, dass ich unsere Dialoge jederzeit ohne schlechtes Gewissen beenden könnte«, so formulierte es eine Klientin, »da Sie meinen Namen nicht kennen, mein Gesicht nicht gesehen haben und meine Stimme nie gehört haben. Das mag für Sie vielleicht eigenartig klingen, aber genau deshalb kann ich Ihnen das alles erzählen.«

Gesprochenes verhallt, Geschriebenes bleibt bestehen. So lässt sich ein weiterer Vorteil schriftlicher Kommunikation kurz zusammenfassen: ihre Nachhaltigkeit. Während gesprochene Worte nur kurz verfügbar bleiben, können E-Mails, Chatverläufe oder Notizen in einem eigenen Tempo immer wieder gelesen werden. So lassen sich Inhalte schrittweise verarbeiten, was Widerstände mindert und die Chance eines Transfers in die eigene Lebenswirklichkeit erhöht.

WIRKFAKTOR BEZIEHUNG Der Wirkfaktor Beziehung gilt als gut erforscht, wobei nicht immer klar ist, welche Aspekte dabei genau zum Tragen kommen. Vor allem nonverbale und paraverbale Signale, also Gestik, Mimik und Stimmmodulation, werden in der Regel als positiv für die Beziehungsgestaltung wahrgenommen. Allerdings darf nicht übersehen werden, dass die akustisch-visuelle Präsenz eines Gegenübers auch ablenkend wirken kann. Während im direkten Austausch die Reaktionen des Gegenübers bewusst oder unbewusst wahrgenommen werden und das Gespräch beeinflussen, bietet ein asynchrones Kommunikationssetting die Möglichkeit, eigene Gedanken zunächst ungestört zu formulieren. So entsteht ein Dialog mit sich selbst (Knatz & Dodier 2003).

Forschungsergebnisse zeigen, dass auch über schriftliche Kommunikation eine gute therapeutische Beziehung aufgebaut werden kann. Christine Knaevelsrud und Kolleginnen (2016) und Thomas Berger (2017) verweisen auf Reviews, die belegen, dass Klientinnen und Klienten Online-Formate ähnlich positiv bewerten wie persönliche Gespräche. Dies liegt vermutlich daran, dass Menschen professionelle Beziehungen auch auf Basis ihrer Alltagserfahrungen beurteilen (Gahleitner & Preschl 2016). Entscheidend ist also weniger der Kommunikationskanal als vielmehr, dass zentrale Faktoren wie Empathie, aktives Zuhören, Wertschätzung und Authentizität schriftlich vermittelt werden.

BEISPIEL

Eine Klientin bringt die zuvor genannten Aspekte treffend auf den Punkt:

»In letzter Zeit habe ich auch noch mal ein bisschen in den alten Mails gelesen. Gelegentlich schaue ich noch mal rein und, ehrlich gesagt, wenn mir auch das eine oder andere nach wie vor etwas peinlich ist, so sind sie mir doch unheimlich wichtig. Diese Mails oder unser Dialog haben in mir, wie soll ich sagen, ein Bild erzeugt, das ich jetzt in mir trage. Hört sich komisch an, oder? Ich versuche es mal anders: Diese ganze Beratung oder Sie waren nur dann wirklich real, wenn Sie geschrieben haben und schon kurz nach dem Lesen nicht mehr richtig greifbar waren. Es war dann hilfreich, dass ich auf die Mails zurückgreifen konnte, und gelegentlich mache ich das noch heute. Oft verstehe ich jetzt im Nachhinein mich selbst und auch Ihre Antwort besser. Wenn ich die Mails durchschaue, dann stelle ich immer wieder fest, dass doch vieles, was mir früher Angst machte und für mich unvorstellbar war, jetzt durchaus denkbar ist und ich manchmal sogar Probleme habe, nachzuvollziehen, was mir solche Angst machte.«

Schriftbasierte Kommunikation ist allerdings auch mit einigen Problemzonen beschäftigt:

- Gestik und Mimik fallen weg.
- Nonverbale Verstärkung ist nur eingeschränkt möglich.
- Emoticons und Emojis sind nicht differenziert genug, um Emotionen darzustellen.
- Im asynchronen Setting gibt es keine unmittelbare Reaktion.
- Im synchronen Setting fallen Textproduktion und Textrezeption

auseinander, was schnell zu Schwierigkeiten und Missverständnissen führen kann.

- Die Gefahrenbeherrschung bei Themen wie Suizidalität ist schwieriger.
- Der quantitative Umfang ist im Vergleich zur Face-to-Face-Kommunikation in der Regel geringer.
- Einige Inhalte sind zu komplex für eine schriftliche Kommunikation.
- Die Projektionsflächen sind größer.

Vor allem der letzte Punkt sollte nicht unterschätzt werden, wie folgender kurze Ausschnitt zeigt: »danke für deine antwort:-). nur so zum beweis, dass ich wirklich alles hinterfrage. in der letzten mail hast du geschrieben: vielen dank für deine ausführliche antwort. da hab ich als erstes gedacht: oh gott, das war wirklich viel zu lang! so viel kannst du dem armen mann nun auch nicht zumuten. Und nachdem ich mir die mail ein zweites mal durchgelesen habe: der will mir doch nur hintenrum sagen, dass ich demnächst doch lieber etwas weniger schreiben sollte. aber so bin ich, ich finde immer was.«

Video- und audiobasierte Kommunikation

Eine der großen Stärken videobasierter Kommunikation liegt in der Möglichkeit, Bild und Ton gleichzeitig zu übertragen, ohne dass sich die Beteiligten im selben Raum befinden müssen. Zudem lassen sich verschiedene digitale Medien flexibel in die Interaktion einbinden, was zahlreiche Anwendungsmöglichkeiten eröffnet. Moderne Videokonferenz-Tools bieten weit mehr als nur eine einfache Videoübertragung: Neben einem textbasierten Chat stehen oft auch virtuelle Whiteboards zur Verfügung, die wie ein gemeinsames Flipchart zur Visualisierung von Ideen genutzt werden können. Die »Breakoutroom«-Funktion erlaubt die Arbeit in Kleingruppen, während die »Screensharing«-Option sowohl Therapeutinnen als auch Klientinnen das unkomplizierte

Einbringen von Fotos, Videos, Texten oder kreativen Gestaltungen und Aufstellungsszenen ermöglicht. Damit stellen diese Tools nahezu alle notwendigen Werkzeuge für eine Blended-Counseling-Umgebung zur Verfügung. > Blended-Konzepte, Seiten 24ff.

Dennoch wird dieses Potenzial im psychomedizinischen Bereich bislang nur unzureichend genutzt, obwohl digitale Lösungen den therapeutischen Raum sinnvoll erweitern könnten. Ein Beispiel ist die Arbeit mit biografischen Fotos aus der eigenen Familiengeschichte, die Erinnerungen, Stimmungen und Szenen aktualisieren und so zum Inhalt des therapeutischen Geschehens werden. Waren solche Bilder früher als Papierabzüge verfügbar, liegen sie heute meist nur noch digital vor. Dies führt im klassischen Präsenzmodus zu einem unangenehmen Nebeneffekt, da das gemeinsame Betrachten auf dem Smartphone oder Laptop eine körperliche Nähe erfordert, die dem professionellen Setting nicht angemessen ist. Eine technische Lösung wäre der Einsatz eines Beamers, der jedoch in einer Praxis oder im stationären Umfeld mit erheblichem Aufwand verbunden ist. Videobasierte Ansätze hingegen könnten diese Hürde elegant umgehen, wenn ihre vielfältigen Möglichkeiten konsequenter genutzt werden.

BLICKKONTAKTE Videobasierte Therapie sollte allerdings nicht einfach als digitale Version klassischer Präsenzkommunikation verstanden werden, sondern die Besonderheiten dieses Formats sollten gezielt genutzt und mögliche Risiken minimiert werden. Obwohl sie auf den ersten Blick traditionellen Ansätzen ähnelt, zeigen sich bei genauerer Betrachtung deutliche Unterschiede. Ein zentrales Element von Beratung und Therapie, der direkte Blickkontakt, ist in virtuellen Umgebungen stark eingeschränkt. Während einer Videokonferenz ist es zwar möglich, die Augen des Gegenübers zu sehen, aber die Kommunikationspartner können sich nicht in die Augen schauen (Engelhardt & Engels 2021). Vielmehr handelt es sich um einen Kamera-zu-Kamera-Kontakt, der für Blickdialoge oder die Übermittlung nonverbaler Signale nur bedingt geeignet ist. Hinzu kommt, dass bei Videokonferenzen in der Regel nur ein begrenzter Bildausschnitt des Gesprächspartners sichtbar ist, wobei der Fokus auf Gesicht und Oberkörper liegt. Dies erschwert die ganzheitliche Wahrnehmung von Mimik und Körpersprache und erschwert die Einschätzung und Interpretation nonverbaler Signale. Zusätzlich können Bild- und Tonstörungen auftreten, die den Kommunikationsprozess beeinträchtigen. Das wiederum erfordert von den Beteiligten eine erhöhte kognitive Anstrengung, um die fragmentierten audiovisuellen Signale zu einem stimmigen Gesamtbild zusammenzusetzen, und führt zu einer schnelleren Ermüdung.

Im Präsenzmodus ist die Sitzordnung in der Regel so gestaltet, dass sowohl der Patient als auch eine Wand, eine Tür oder ein Fenster ins Blickfeld genommen werden können. Es ist also nicht notwendig, sein Gegenüber andauernd anzusehen, sondern auch möglich, den Fokus auf eine imaginäre Leinwand und damit »nach innen« zu richten, um eigene Bilder oder Szenen aufzurufen. Bei der videobasierten Kommunikation hingegen ist der Blick meist auf den Bildschirm fixiert. Dies ist einer der Gründe, warum Videokonferenzen oft als anstrengend und ermüdend empfunden werden. Darüber hinaus verlieren sowohl Patientinnen und Patienten als auch Therapeutinnen und Therapeuten die Möglichkeit, ihre inneren kreativen und regenerativen Räume zu nutzen. Es kann also hilfreich sein, gleich zu Beginn eines virtuellen Gesprächs eine gemeinsame Regel aufzustellen: Wer nicht ständig auf den Bildschirm oder in die Kamera schaut, verhält sich nicht unhöflich, sondern ganz natürlich. Diese Vereinbarung nimmt möglichen Unsicherheiten und Missverständnissen von vornherein den Wind aus den Segeln.

Eine weitere Besonderheit dieses Settings besteht darin, dass nicht nur das Gegenüber, sondern meistens auch die eigene Person wie in einem Spiegel auf dem Bildschirm zu sehen ist. Dies führt zu einer Triangulierung der ursprünglich dyadischen Gesprächssituation und damit immer wieder zu Irritationen. Eine einfache Lösung: das eigene Bild abschalten (nicht die Kamera). So können sich alle Beteiligten ganz auf den Austausch konzentrieren.

Insbesondere psychotherapeutische Gespräche finden üblicherweise in einem geschützten Raum statt. In klinischen und therapeutischen Einrichtungen signalisiert eine geschlossene Tür, dass alles Besprochene vertraulich bleibt. Im videobasierten Setting hingegen kann dieser »Safe Place« auf drei Ebenen gefährdet sein: Erstens wissen Patientinnen und Patienten nicht mit Sicherheit, ob sich in der Umgebung des Therapeuten weitere Personen befinden oder nicht. Zweitens müssen sie selbst sicherstellen, dass in ihrem Umfeld niemand mithört. Und drittens ist auch eine sichere Verschlüsselung der Datenübertragung notwendig, um den Missbrauch sensibler Informationen durch Unbefugte zu verhindern.

Wer bei Videogesprächen nicht ständig auf den Bildschirm oder in die Kamera schaut, verhält sich nicht unhöflich, sondern ganz natürlich. Dieses Verhalten sollte nicht als persönlich abweisend verstanden werden.

Hybride Kommunikation

Alltagsnahe Medien wie das Smartphone sind für niederschwellige Unterstützungsangebote besonders geeignet, da sie jederzeit verfügbar und flexibel einsetzbar sind. So verwundert es nicht, dass Messenger-Apps zunehmend in der Online-Beratung und -Therapie eingesetzt werden. Michael Beißwenger (2020) beschreibt diese Kommunikationsform als textformenbasierte Interaktion und sieht darin neue Möglichkeiten, sprachliches Handeln zu organisieren. Textformen stellen in diesem Zusammenhang sprachliche Äußerungen dar, die kommunikatives Handeln auch in einem asynchronen Setting ermöglichen und damit eine diesem Setting innewohnende Flüchtigkeit überwinden. Besonders interessant ist die Vielseitigkeit des Mediums: Neben reinen Textnachrichten können auch GIFs, Memes und Emojis verwendet werden, was die Ausdrucksmöglichkeiten erweitert. Messengertools sind aber weit mehr als nur Chattools. Sie ermöglichen auch den Austausch von Sprachnachrichten, Telefongesprächen oder Videochats und sind damit wahre Multitalente der hybriden Kommunikation.

Textformen werden im Messenger als multimodale Sehflächen umgesetzt. Sogenannte Streams ermöglichen es den Nutzern, jederzeit auf den Gesprächsverlauf zuzugreifen, indem sie durch die Nachrichten scrollen, wobei die räumliche Anordnung die bisher übliche zeitliche Abfolge der Gespräche ersetzt. Bei der Nutzung von Messengerdiensten sind der Versand und der Empfang von Nachrichten voneinander entkoppelt. Dies bedeutet, dass Nutzer Nachrichten in ihrem eigenen Tempo lesen und reflektieren können, ohne sofort antworten zu müssen. Darüber hinaus erleichtern Zitate aus früheren Nachrichten den Überblick und schaffen neue Zusammenhänge im laufenden Dialog. Diese Funktion erweist sich insbesondere bei längeren oder komplexeren Gesprächen als nützlich, da sie die Verständlichkeit und den Informationsfluss fördert.

Die Implementierung eines Messengerdienstes für Beratungszwecke ist jedoch mit einigem Aufwand verbunden. Institutionen, die die Einführung von Messengertools erwägen, können sich dabei an den Fragen in Abbildung 1 orientieren.

Im psychosozialen und medizinischen Bereich ist der Einsatz datenschutzkonformer Lösungen unerlässlich. Viele gängige Messenger wie WhatsApp erfüllen diese Anforderungen jedoch nicht. Eine relativ sichere Alternative bietet Signal, das dank Ende-zu-Ende-Verschlüsselung und minimaler Datenspeicherung Vorteile hat. Allerdings bleibt ein gewisses rechtliches Risiko, da der Dienst von einer US-amerikanischen Stiftung betrieben wird. Noch datenschutzfreundlicher sind Messenger wie Threema oder Wire, die ihre Server in Europa betreiben. Für größere Organisationen könnten zudem All-in-one-Messaging-Plattformen eine

ABBILDUNG 1

Fragen zur fachlichen Funktionalität von Messengerangeboten

Vorrangige inhaltliche Ziele	Beratungsfokus	Setting
• Informationen vermitteln? • Problemlösungen anregen? • Verstehen signalisieren? • Vertrauen und Beziehung aufbauen?	• Inhaltliche und quantitative Reduktion? • Kontinuierliches Beratungsangebot? • Punktuelle Unterstützung? • Krisenintervention?	• Stand alone? • Blended Counseling? • Welche Antwortfrequenz? • Beraterkontinuität oder Arbeiten in Teams? • Schwerpunkt des Kommunikationskanals?

Lösung sein. Sie ermöglichen es, gewohnte Messenger weiter zu nutzen, während die Kommunikation über eine zentrale, professionelle Plattform abgesichert wird. Allerdings sind Dienste wie Userlike oder Sinch oft kostspielig, und ob sie die Datenschutz-Grundverordnung (DSGVO) in vollem Umfang einhalten, bleibt umstritten.

KI-basierte Kommunikation

Wenn im psychosozialen Kontext von künstlicher Intelligenz gesprochen wird, sind meist generative KI-Tools gemeint, die auf der Basis umfangreicher Datensätze bereits eine Vielzahl von Trainingssequenzen durchlaufen haben und daher in der Lage sind, Inhalte in unterschiedlichen Ausgabeformaten (Texte, Bilder, Videos, Musik etc.) zu erzeugen. Generative KI kopiert also nicht nur bestehendes Datenmaterial, sondern ist in der Lage, neue Inhalte zu generieren. Mit der Veröffentlichung von ChatGPT erlangten insbesondere Large Language Models (LLMs) Bekanntheit, mit deren Hilfe unterschiedliche Textformen produziert und interaktiv in Szene gesetzt werden können. Mittlerweile gibt es eine Vielzahl solcher Tools (ChatGPT, Claude, Gemini, Le Chat, Copilot, Perplexity etc.), die sich für bestimmte Anwendungsgebiete immer weiter ausdifferenzieren. Diese Anwendungen werden mithilfe riesiger Datenmengen trainiert, um definierte Muster zu erkennen, diese zu imitieren und die vorherberechneten Inhalte in das gewünschte Ausgabeformat zu transformieren. Der inzwischen etablierte Begriff »künstliche Intelligenz« verschleiert dabei, dass es sich eigentlich um eine Simulation von Intelligenz in Form von Mustererkennung handelt, die über eine hohe prognostische Kompetenz verfügt. Insofern wäre eine Bezeichnung wie »Simultelligenz«, also eine Simulation von Intelligenz, die Muster erkennt und verarbeitet, ohne wirklich zu »denken«, wesentlich treffender.

Aber kann künstliche Intelligenz wirklich menschliche Gespräche ersetzen und vielleicht sogar eine therapeutische Rolle übernehmen? Noch hängt die Qualität moderner Chatbots stark von menschlicher Expertise durch adaptives Prompt-Engineering, Feedback und regelmäßige Datenüberprüfung ab. Doch wenn diese Anpassungen gut gelingen, so prognostizieren erste Studien, könnten beeindruckende Ergebnisse entstehen. Eine aktuelle Studie von Anuradha Welivita und Pearl Pu (2024) zeigt, dass KI-generierte Antworten auf alltägliche Gesprächssituationen von Testpersonen als deutlich empathischer wahrgenommen werden als menschliche Reaktionen. Dabei betrachteten die Forscher Empathie aus verschiedenen Blickwinkeln: *Kognitive Empathie* beschreibt das Verstehen und das genaue Erfassen der Emotionen anderer. *Affektive Empathie* ist die Fähigkeit, die Gefühle des Gegenübers nachzuempfinden. Und die *mitfühlende Empathie* geht noch einen Schritt weiter. Sie beinhaltet den Impuls, aktiv zu helfen und die andere Person emotional zu unterstützen. Diese Erkenntnisse werfen spannende Fragen auf: Könnte KI in Zukunft nicht nur Gespräche führen, sondern auch echte emotionale Nähe herstellen?

Google hat 2024 mit dem »Articulate Medical Intelligence Explorer (AMIE)« ein Sprachmodell vorgestellt, das speziell für die medizinische Diagnostik und klinische Kommunikation optimiert wurde. In einer ersten Studie konnte die KI in einem textbasierten Setting für Fernkonsultationen auf verschiedenen Fachgebieten sowohl in der Diagnoseerstellung als auch in der Bewertung der empathischen Gesprächsführung ein signifikant besseres Ergebnis erzielen als Ärzte und Ärztinnen (Tu u. a. 2024).

Die rasante Entwicklung von Large Language Models (LLMs) revolutioniert auch den Umgang mit Texten: In Sekundenschnelle fassen sie Inhalte zusammen, liefern Übersetzungen oder beantworten Fragen. Mithilfe von Text-to-Speech-Technologien können diese Ergebnisse auch in synthetische Sprache umgewandelt werden. Schon eine kurze Sequenz von Bild- und Tonmaterial reicht aus, um eine virtuelle Selbstdarstellung zu erzeugen. In Kombination mit Sprachmodellen entsteht ein »Digital Twin«, der für interaktive Anwendungen genutzt werden kann. Besonders fortgeschrittene Dialogsysteme ermöglichen eine »Conversational Experience«, die der menschlichen Kommunikation täuschend ähnlich ist.

In naher Zukunft könnten wir im Internet digitalen Avataren von Psychotherapeutinnen und Ärzten begegnen, die in Echtzeit mit uns interagieren. Dank der Fortschritte in der KI-Technologie werden diese virtuellen Helferinnen und Helfer immer natürlicher kommunizieren und möglicherweise eine unterstützende Rolle in der psychologischen und medizinischen Versorgung übernehmen. Die Geschwindigkeit, mit der sich KI-basierte Werkzeuge entwickeln, ist atemberaubend, beinhaltet allerdings nicht hinreichend die notwendige Reflexion über ethische Rahmenbedingungen für den Einsatz künstlicher Intelligenz im psychomedizinischen Bereich. > Avatare, Seiten 140ff.

App-basierte Kommunikation

Zunehmend an Bedeutung gewinnen auch App- und internetbasierte Selbsthilfeprogramme, die in Deutschland bei nachgewiesener Wirksamkeit als Digitale Gesundheitsanwendungen (DiGA) auf Rezept verordnet werden können. Sie sind meist auf bestimmte psychische

Störungen zugeschnitten und basieren auf Prinzipien der kognitiven Verhaltenstherapie. Über einen Zeitraum von sechs bis zwölf Wochen durchlaufen die Nutzenden verschiedene Module, die unter anderem Psychoedukation, ein Stimmungstagebuch, praktische Übungen oder Expositionstrainings, die Auseinandersetzung mit dysfunktionalen Denkmustern sowie Strategien zur Rückfallprophylaxe umfassen. Kontrolliert-randomisierte Studien und Metaanalysen belegen dabei mittlere bis starke Effekte (Stech u. a. 2020 etwa für Angststörungen).

Angeleitete Selbsthilfe in Form von schriftlichem Feedback oder kurzen Telefonkontakten erhöht die Effektstärken maßgeblich (Berger & Krieger 2018). Dies unterstreicht, dass der Einbezug einer professionellen Therapeutenbegleitung selbst in digitalen Settings zur Optimierung therapeutischer Effekte beiträgt.

Inzwischen liegen auch Programme mit psychodynamisch orientierten Online-Interventionen vor. In der angeleiteten Version erhalten die Patienten ein Feedback, das empathisch-bestätigende Äußerungen sowie psychodynamische Interventionen umfasst. Dazu gehören Deutungen im Sinne des »Dreiecks des Konflikts« über die Rolle von Emotionen als Auslöser von Ängsten und Strategien der Emotionsregulierung bis hin zu Abwehrmechanismen und Verknüpfungen zwischen maladaptiven Beziehungsmustern. Auch hier belegen Studien die hohe Wirksamkeit dieser Programme (Mechler u. a. 2024).

Setting als Intervention

Vor dem Hintergrund der zunehmenden Verbreitung digitaler Beratungsangebote und der bisherigen Forschungsergebnisse kann die Frage, ob ein persönliches Gespräch einer Online-Beratung grundsätzlich vorzuziehen ist, eindeutig verneint werden. Vielmehr ist ein Perspektivwechsel notwendig: Welche Form der Kommunikation ist für welche Person mit welchem Anliegen zu welchem Zeitpunkt am hilfreichsten? Die Wahl des Beratungssettings sollte demnach als gezielte Intervention verstanden und entsprechend flexibel und zielgerichtet eingesetzt werden.

Ein konkretes Beispiel zeigt, wie eine solche Anpassung an individuelle Bedürfnisse aussehen kann.

BEISPIEL

Leika nutzt das kostenlose, verschlüsselte Mailberatungsangebot einer Beratungsstelle und berichtet von sexualisierten Gewalterfahrungen in ihrer Jugend. Die Erinnerung daran wurde für sie in den letzten Wochen besonders belastend, da ihre eigenen Kinder jetzt in die Pubertät kommen. Durch das asynchrone Mailsetting, vor allem aber durch die Möglichkeit der Anonymität, kann sie selbst bestimmen, wann und wie sie ihre Erfahrungen mitteilt. Diese Kontrolle gibt ihr Sicherheit. Das Setting wird so zu einem »Safe Place« und die schriftlichen Dialoge zu einer Art »schützender Inselerfahrung« (Gahleitner 2020, S. 330).

Um den Beratungskontakt zu intensivieren, schlägt die Beraterin nach einiger Zeit vor, die Kommunikation auf einen synchronen Chat umzustellen. Nach anfänglichem Zögern stimmt Leika zu, allerdings unter der Bedingung, dass sie jederzeit zur Mailberatung zurückkehren kann. Nach mehreren Chats entwickelt sie schließlich selbst den Wunsch nach einem persönlichen Treffen. Zumindest unbewusst war dieser Gedanke wohl schon bei der Auswahl der Beratungseinrichtung vorhanden, so Leika, denn sie hat sich für ein Online-Beratungsangebot entschieden, bei dem auch eine Präsenzberatung in ihrer Heimatstadt möglich ist. Um den Übergang zur Präsenzberatung behutsam zu gestalten, wird das erste direkte Gespräch ausführlich im Chat vorbereitet: Erwartungen, mögliche Ängste und Vorstellungen werden gemeinsam reflektiert.

Dieses Beispiel verdeutlicht, dass nicht das Setting an sich entscheidend ist, sondern seine Passung zu den individuellen Bedürfnissen der Ratsuchenden. Eine traumasensible und flexible Gestaltung der Kommunikationsform, die auch Begrenzungen der psychosozialen Beratung mit in den Blick nimmt, kann dabei einen geschützten Rahmen schaffen und den Prozess nachhaltig unterstützen. > Individuelle Passung, Seiten 127f.

Blended Counseling und Blended Psychotherapy

Blended Counseling und Blended Psychotherapy sind innovative Ansätze, die digitale und analoge Ansätze gezielt miteinander verknüpfen. Sie sind insbesondere durch die COVID-19-Pandemie verstärkt in den Fokus gerückt, da klassische Face-to-Face-Sitzungen oft nicht möglich waren und digitale Alternativen notwendig wurden. Blended Counseling versteht sich als systematische und konzeptionell ausgearbeitete Kombination digitaler und analoger Settingumgebungen, die in einen gemeinsamen Beratungs- oder Therapieprozess zusammengeführt werden (Hörmann & Engelhardt 2022). Dadurch lassen sich die Vorteile beider Welten optimal nutzen: die persönliche Nähe eines direkten Gesprächs sowie die Flexibilität und Niedrigschwelligkeit digitaler Medien.

Blended Psychotherapy verfolgt ein ähnliches Konzept, legt jedoch den Fokus stärker auf psychotherapeutische Interventionen. Auch hier werden digitale und analoge Ansätze kombiniert, um den Therapieerfolg zu steigern und den Zugang zur Behandlung zu erleichtern. Dabei geht es nicht nur um eine praktische Lösung in Krisenzeiten, sondern um eine gezielte Erweiterung der therapeutischen Methoden. Dieser Ansatz ermöglicht eine flexible und individuell angepasste Therapie, die sich an den Bedürfnissen der Patientinnen und Patienten orientiert (Berger & Krieger 2018).

Damit Blended Counseling und Blended Psychotherapy optimal funktionieren, müssen einige zentrale Aspekte berücksichtigt werden.

Es genügt nicht, digitale und analoge Elemente einfach zu kombinieren. Entscheidend ist eine durchdachte Integration, die sowohl methodisch als auch technisch stimmig ist. Dabei sind die Bedürfnisse der Klientinnen und Klienten, eine zielorientierte Gestaltung des Beratungsprozesses sowie Maßnahmen des Datenschutzes zu berücksichtigen. Gina Camenzind und Martina Hörmann (2021) empfehlen, hybride Unterstützungsangebote mit fiktiven Klientinnen zu testen, um mögliche Herausforderungen in diesen drei Bereichen frühzeitig zu erkennen und zu optimieren.

BEISPIEL

Luise ist ein 15-jähriges Mädchen, das seit einigen Monaten an einer generalisierten Angststörung leidet und auch Anzeichen einer Agoraphobie mit Panikstörung zeigt. Zu ihren Symptomen gehören ständige Sorgen, dass ihren Eltern etwas zustoßen könnte, innere Unruhe, Schlafstörungen und gelegentliche Panikattacken. Diese Ängste haben inzwischen begonnen, ihre schulischen Leistungen zu beeinträchtigen und ihre sozialen Kontakte einzuschränken. Sie selbst hat ihre Eltern gebeten, einen Termin bei einem niedergelassenen Psychotherapeuten zu vereinbaren.

Luise ist zu Beginn der Psychotherapie sehr motiviert. Sie leidet deutlich unter ihren Symptomen. In der Diagnostikphase wird deutlich, dass sie sehr viele Kontakte in sozialen Netzwerken pflegt, auch um die Defizite an Face-to-Face-Kontakten auszugleichen. Dabei zeigt sie einen durchaus differenzierten Umgang mit digitalen Medien. Der behandelnde Psychotherapeut verbucht dieses Verhalten daher auf der Ressourcenseite. Nach den ersten Face-to-Face-Sitzungen schlägt er vor, digitale Elemente in die psychotherapeutische Behandlung zu integrieren, um die Therapie flexibler und bedarfsgerechter zu gestalten.

Der Therapieplan wird durch zwei digitale Komponenten ergänzt:

die Nutzung eines sicheren Messengers und einer Journaling-App. Luise erklärt sich bereit, den Messenger Threema sowie die kostenlose App JAY (Journaling App for Youth) herunterzuladen. Threema kann DSGVO-konform genutzt werden und alle Daten, die in JAY eingegeben werden, bleiben auf dem Smartphone und werden weder an die Entwickler der App noch an den Therapeuten übermittelt. Die App kann bei verschiedenen Störungsbildern eingesetzt werden und beinhaltet unter anderem Elemente der Psychoedukation, ein Tagebuch sowie die Möglichkeit, individuelle Bewältigungskompetenzen einzutragen. Die App wird so zu einer Begleiterin während der Therapie, in der sich auch die Inhalte des therapeutischen Geschehens widerspiegeln und nachhaltig verfügbar bleiben.

In der ersten Phase der Therapie nutzt Luise den Messenger, um bei auftretenden Panikgefühlen Kontakt zu ihrem Therapeuten aufzunehmen. Hier gilt es, besonders genau abzuwägen, mit welchem Ziel die verschiedenen Settingvarianten eingesetzt werden. Während es im ersten Drittel der Therapie durchaus sinnvoll ist, unterstützende und vertrauensbildende Kontakte zwischen den Stunden zuzulassen, muss im weiteren Verlauf darauf geachtet werden, dass dadurch nicht ein Sicherheitsverhalten gefördert wird, das angstvermeidendes Verhalten verstärkt. Die Messengerkontakte werden in der zweiten Phase vor allem dafür eingesetzt, Expositionsübungen auch außerhalb der Face-to-Face-Sitzungen zu begleiten. Der selbstständige Umgang mit der Tagebuch-App wiederum ermöglicht Luise Selbstwirksamkeitserfahrungen. Stolz präsentiert sie in den Sitzungen ihre Erfolge, reflektiert aber auch auftretende Schwierigkeiten. Als es nach einer Phase der Symptomreduktion zu einem schweren Rückfall kommt und Luise überlegt, die Therapie abzubrechen, hilft ihr ein Blick in JAY, um sich die dort festgehaltenen Erfolge vor Augen zu führen und so wieder sicheren Boden unter die Füße zu bekommen.

Im Verlauf der Therapie hat sich gezeigt, dass die Kombination aus Face-to-Face-Sitzungen und digitalen Elementen sehr effektiv war. Die regelmäßigen Face-to-Face-Termine boten Luise eine stabile Basis und die Möglichkeit, tiefer gehende Themen zu besprechen und einen Umgang mit ihren Ängsten zu erarbeiten. Gleichzeitig ermöglichten die Messengerkommunikation und die App eine kontinuierliche Unterstützung im Alltag, die besonders in belastenden oder angstauslösenden Situationen wertvoll war, sich aber auch als wesentlicher Motivationsfaktor für die Durchführung der Expositionen erwiesen hat.

Ethik im digitalen Behandlungskontext

Die rasante Entwicklung digitaler Medien hat zusätzliche Möglichkeiten für die Psychotherapie geschaffen. Videobasierte Therapiesitzungen, Smartphone-Apps zur Selbsthilfe, virtuelle Realitäten und der Einsatz künstlicher Intelligenz sind nur einige Beispiele für vielfältige Settingvarianten, die traditionelle Therapieansätze ausdifferenzieren. Mit diesen Chancen gehen aber auch ethische Herausforderungen einher. Vor allem zwei Ansätze erscheinen in besonderer Weise geeignet, ethische Fragen im Kontext einer digitalisierten Behandlungsumgebung zu beantworten: die Prinzipienethik von Tom Beauchamp und James Childress (2019) sowie das Konzept einer konvivialen Ethik. Beide bieten wertvolle Perspektiven, um den ethischen Umgang mit digitalen Therapieformen zu reflektieren.

Konviviale Ethik

Der Begriff »Konviviale Ethik« ist eng mit dem Sozialphilosophen Ivan Illich (1975/2014) verbunden. Er beschreibt damit eine Gesellschaft, in der Technik und Institutionen so gestaltet sind, dass sie menschliche Autonomie und Kreativität fördern, anstatt sie einzuschränken.

Konvivialität im Wortsinn bezeichnet eigentlich eine Form des harmonischen und freundschaftlichen Zusammenlebens. Der Begriff leitet sich vom lateinischen »convivium« (Gastmahl, gemeinsames Essen) ab und betont die Qualität menschlicher Beziehungen und gemeinsamer Erlebnisse. Eine konviviale Gesellschaft zeichnet sich dadurch aus, dass ihre Mitglieder technische Mittel nicht nur verstehen, sondern auch aktiv gestalten und selbstbestimmt kontrollieren können, ohne in eine bewusste oder unbewusste Abhängigkeit zu geraten. Illich kritisierte die zunehmende Industrialisierung und Institutionalisierung seiner Zeit, weil er darin eine Quelle der Entfremdung des Menschen von seiner Umwelt und seinen eigenen schöpferischen Fähigkeiten sah. Er argumentierte, dass Technologien allzu oft nicht dem Menschen dienen, sondern ihn an die Vorstellungen und Erwartungen der Hersteller binden. Ein Gedanke, der in der heutigen digitalen Welt aktueller denn je ist. Algorithmen, Plattformen und digitale Dienste prägen zunehmend unsere Wahrnehmung und unsere Entscheidungsprozesse, ohne dass wir die Grundlagen dafür kennen.

Hier zeigt sich die Dringlichkeit einer konvivialen Perspektive: Statt Technologien kritiklos zu übernehmen, sollten Menschen die Möglichkeit haben, sie zu hinterfragen, anzupassen und nach ihren eigenen Bedürfnissen zu gestalten. In diesem Sinne ist Konvivialität nicht nur eine technische, sondern auch eine politische und ethische Frage. Sie fordert eine Umgestaltung der gesellschaftlichen Rahmenbedingungen, um ein selbstbestimmtes und kreatives Leben zu ermöglichen. Besonders in der digitalen Welt geht es darum, Technologien so einzusetzen, dass sie menschliche Autonomie, Kreativität und sozialen Zusammenhalt fördern, anstatt sie zu untergraben. Konvivial gestaltete digitale Werkzeuge können nicht nur die individuelle Freiheit stärken, sondern auch dazu beitragen, dass technologische Entwicklungen an den Bedürfnissen der Menschen ausgerichtet werden, statt lediglich ökonomische oder machtpolitische Interessen zu bedienen (Dusdal u. a. 2023; Vetter 2023).

Eine konviviale Ethik stellt sicher, dass digitale Angebote psychomedizinische Behandlungen sinnvoll ergänzen, aber nicht vorschnell ersetzen, es sei denn, es gibt eine fundierte Begründung dafür. Entscheidend ist dabei, dass neue Technologien nicht zur Entfremdung beitragen, sondern im Idealfall zwischenmenschliche Kontakte sogar stärken. Ein gutes Beispiel dafür sind virtuelle Selbsthilfegruppen, die zeigen, wie digitale Tools den Austausch zwischen Betroffenen erleichtern, und Brücken zwischen Menschen bauen können. »Einfach, verständlich und inklusiv« – so könnte man dieses handlungsleitende Prinzip zusammenfassen.

Damit möglichst viele Menschen digitale Tools nutzen können, müssen diese intuitiv bedienbar, übersichtlich gestaltet und kostengünstig sein. Gerade ältere oder weniger technikaffine Menschen lassen sich von komplizierten Anwendungen schnell abschrecken. Umso wichtiger ist es, dass digitale Hilfsmittel nicht nur innovativ, sondern auch niederschwellig gestaltet sind.

Doch welche Formen digitaler Unterstützung sind wirklich sinnvoll? Um diese Frage zu klären, bedarf es einer regelmäßigen Evaluierung digitaler Behandlungsinstrumente. Funktioniert die Anwendung? Gibt es Nebenwirkungen oder unvorhergesehene Probleme? Das Feedback von Patienten und Therapeuten ist entscheidend, um Optimierungen vorzunehmen und die Wirksamkeit sicherzustellen. Nicht zuletzt ist auch der Umweltgedanke ein wichtiger Baustein der konvivialen Ethik: Digitale Hilfsmittel sollten ressourcenschonend, langlebig und energieeffizient sein. Nachhaltigkeit und Gesundheit dürfen also keine Gegensätze sein, sondern müssen Hand in Hand gehen.

Digitale Tools müssen intuitiv bedienbar, übersichtlich gestaltet und kostengünstig sein, damit möglichst viele Menschen sie nutzen können, auch weniger technikaffine Personen.

Prinzipienethik

Die Idee einer konvivialen Ethik lässt sich gut mit den ethischen Entscheidungsprinzipien von Tom Beauchamp und James Childress (2019) in Einklang bringen. Die Prinzipienethik bietet einen strukturierten Rahmen zur Bewertung ethischer Fragen im medizinischen und psychosozialen Bereich und zeichnet sich durch einen undogmatischen, offenen und transparenten Ansatz aus. Sie stützt sich auf vier zentrale Prinzipien, die als ethische Leitlinien dienen: Respekt vor Autonomie, das Gebot des Nichtschadens, Fürsorge und Gerechtigkeit.

RESPEKT VOR DER AUTONOMIE Das Autonomieprinzip sichert dem Einzelnen das Recht zu, selbst über seine medizinische oder psychotherapeutische Behandlung zu entscheiden. Dies setzt eine informierte Einwilligung voraus, das heißt eine umfassende Aufklärung über alle relevanten Aspekte, um eine Wahl frei von äußeren Einflüssen treffen zu können. Der Einsatz digitaler Medien im psychosozialen und psychiatrischen Bereich macht es daher notwendig, über deren Funktionsweise, Vorteile, Grenzen und potenzielle Risiken transparent zu informieren. Vor allem Algorithmen und Entscheidungsprozesse digitaler Systeme sollten für alle Beteiligten nachvollziehbar und erklärbar sein. Autonomie bedeutet jedoch mehr als nur Wissensvermittlung: Sie beinhaltet auch das Recht, den Betroffenen ein Mitspracherecht bei der Wahl des therapeutischen Settings einzuräumen und ihnen nicht ausschließlich das traditionelle Face-to-Face-Setting zur Verfügung zu stellen.

Psychiatrische, psychotherapeutische und psychosoziale Interventionen zielen in erster Linie darauf ab, die Selbstreflexion und Eigenverantwortung der Patientinnen und Patienten zu stärken, ohne dabei neue Abhängigkeiten zu schaffen. Dabei gilt es jedoch auch, eine gewisse Ambivalenz der Autonomie zu berücksichtigen: Nicht für alle Nutzergruppen erweist sich beispielsweise ein Selbstmanagementansatz als vorteilhaft, da die Grenzen zwischen Eigenverantwortung und Selbstdisziplin mitunter fließend sind. Entscheidend ist daher, dass der Grad der Selbstüberwachung individuell angepasst wird und den jeweiligen Bedürfnissen sowie Ressourcen entspricht (Rubeis 2022).

Für Menschen mit kognitiven oder schweren psychischen Beeinträchtigungen kann die Komplexität digitaler Hilfsmittel zudem eine besondere Herausforderung darstellen. Diese Technologien erfordern ein hohes Maß an Selbstmanagement. Wer nicht über die entsprechenden Ressourcen verfügt, stößt schnell an seine Grenzen. Statt die Autonomie zu fördern, kann sich dadurch ein Gefühl der Isolation und des Alleingelassenseins verstärken.

Achtsamkeits-Apps und digitale Selbsthilfeangebote können dazu beitragen, Stress abzubauen und das emotionale Wohlbefinden zu fördern. Für Menschen, die unter einem hohen Leistungsdruck stehen oder zum Perfektionismus neigen, kann der ständige Drang nach Selbstreflexion und Verbesserung jedoch schnell zur Belastung werden. Eine Technologie, die exakte und messbare Rückmeldungen liefert, erhöht in diesem Fall paradoxerweise das Stressniveau, anstatt es zu senken. Was als objektives Feedback gedacht ist, verwandelt sich dann in eine Chronik des permanenten Scheiterns.

Und noch ein wichtiger Punkt: Digitale Technologien finden nicht in einem isolierten, übertragungsfreien Raum statt. Ihre Nutzung ist immer auch von den persönlichen Erfahrungen und sozialen Prägungen ihrer Nutzer und Nutzerinnen mitbeeinflusst. So empfand ein Patient mit autoritären und kontrollierenden Bezugspersonen seine Selbsthilfe-App als eine Art verlängerten Arm seines Vaters und sabotierte sie unbewusst mit seinem inneren Widerstand. Eine verantwortungsvolle, konviviale Ethik erfordert daher eine differenzierte Betrachtung: Es gilt, sowohl die Chancen als auch die Risiken digitaler Unterstützung für unterschiedliche Nutzergruppen genau zu analysieren und entsprechend zu gestalten.

NICHT SCHADEN Psychiatrisch Tätige sind verpflichtet, Schaden von ihren Patientinnen und Patienten abzuwenden und Risiken so gering wie möglich zu halten. Das gilt auch für den Einsatz digitaler Medien. Es muss sichergestellt werden, dass digitale Technologien keine negativen Auswirkungen auf die psychische Gesundheit oder andere Lebensbereiche der Menschen haben. Dies setzt voraus, dass die Helfenden über die Chancen und Risiken der einzelnen Kommunikationskanäle Bescheid wissen. Dazu gehört auch ein fundiertes Verständnis von Datenschutz und Datensicherheit, um auch bei der Auswahl der genutzten Kommunikationsplattformen einen »sicheren Ort« gewährleisten zu können. Der Schutz sensibler personenbezogener Daten hat dabei oberste Priorität. Daher ist eine zuverlässige Verschlüsselung sowohl bei videobasierten als auch bei schriftlichen Therapieformaten unerlässlich. Anstelle einer pauschalen Zustimmung zur Datennutzung sollten Patienten durch transparente Informationen selbst entscheiden können, welche Daten sie in welchem Umfang preisgeben. Dieses Prinzip der »granularen Zustimmung« (Rubeis 2022) ermöglicht eine differenzierte und bewusste Entscheidung im Umgang mit persönlichen Daten.

Aus fachlicher Sicht kann es notwendig sein, bestimmte Interventionen ausschließlich in einem geschützten Präsenzrahmen durchzuführen, auch wenn Patienten eine andere Präferenz äußern. Dies kann beispielsweise bei der Behandlung von Traumafolgestörungen der Fall sein, um mögliche Dissoziationen zu vermeiden. Ein weiteres Risiko für das Patientenwohl ergibt sich aus der zunehmenden »Datafizierung«. Wenn individuelle Erfahrungen durch Dekontextualisierung und Verallgemeinerung abstrahiert werden, öffnet dies Diskriminierung Tür und Tor. Die individuelle und notwendigerweise subjektive Sichtweise der behandelnden Personen darf nicht durch einen reduktionistischen Ansatz verdrängt werden, bei dem Entscheidungen und Interventionen allein auf Datenauswertungen gestützt oder sogar an technische Systeme delegiert werden (Rubeis 2022).

Dank moderner Sensortechnologie sind zahlreiche mobile Anwendungen in der Lage, Gesundheitsdaten in Echtzeit zu erfassen.

Informationen wie Herzfrequenz und Schrittzahl oder Aktivitäten in sozialen Netzwerken werden nicht nur für diagnostische Zwecke genutzt, sondern können auch Stimmungsschwankungen vorhersagen. Ein ethisch verantwortungsvoller Umgang mit diesen Daten setzt jedoch auf einen intersubjektiven Ansatz: Die erhobenen Werte sind in erster Linie für den direkten Austausch mit Patientinnen und Patienten gedacht und dienen als Grundlage für therapeutische Gespräche. Psychosozial Tätige stehen zudem in der Verantwortung, empfohlene oder verschriebene Apps individuell auf die jeweilige Person abzustimmen, denn eine App, die etwa eine Konfrontationstherapie bei Panikstörungen unterstützt, kann bei Betroffenen mit traumatischer Vorgeschichte unerwünschte Nebenwirkungen auslösen. Eine differenzierte Diagnostik ist daher Voraussetzung, um digitale Gesundheitsanwendungen gezielt und sicher einzusetzen.

FÜRSORGE Das Prinzip der Fürsorge erfordert gezielte Handlungen, die das Wohl anderer unterstützen und ihnen zugutekommen. Professionell Helfende haben daher die Verantwortung, aktiv zur Gesundheit ihrer Patientinnen und Patienten beizutragen. Die folgenden Beispiele veranschaulichen, wie verschiedene Kommunikationskanäle situationsgerecht eingesetzt und an spezifische Herausforderungen angepasst werden können:

Akute Krisen erfordern manchmal Telefongespräche zwischen den Therapieeinheiten. Sichere Messengerdienste wie Signal oder Wire bieten ebenfalls eine geeignete Möglichkeit, mit dem Patienten außerhalb der Behandlungszeiten zu kommunizieren. Wichtig ist jedoch, dass durch zusätzliche Kontaktangebote keine Erwartungen oder Wünsche geweckt werden, die im Rahmen der Therapie nicht erfüllt werden können.

Es gibt *besondere Situationen,* die den Einsatz eines bestimmten Kommunikationskanals notwendig machen, auch wenn dieser mit eingeschränkten Möglichkeiten verbunden ist. So kann es in Fällen, in denen eine Patientin aufgrund der Erkrankung ihres Kindes nicht in der

Lage ist, die eigene Wohnung zu verlassen, eine sinnvolle Maßnahme sein, ein videobasiertes Gespräch anzubieten, anstatt die Stunde ausfallen zu lassen.

Manchmal lässt sich ein *schambesetztes Thema* schriftlich besser kommunizieren als im unmittelbaren Kontakt. In solchen Fällen ist es hilfreich, für eine begrenzte Zeit auf diesen Kommunikationskanal auszuweichen oder ihn als ergänzende Möglichkeit anzubieten.

Digitale Anwendungen wie Online-Therapietagebücher oder Selbstbeobachtungs-Apps unterstützen die *Diagnostik* und helfen, Therapieprozesse besser zu strukturieren.

Selbsthilfe-Apps und Online-Ressourcen ermöglichen einen *einfachen und zeitnahen Zugang* zu therapeutischen Angeboten.

Die Wirksamkeit von *Virtual-Reality-Expositionen* in der Behandlung von Angststörungen ist durch wissenschaftliche Studien belegt und macht diese Methode zu einer vielversprechenden Alternative zur In-vivo-Exposition.

Die Integration digitaler Elemente in die Therapie trägt dazu bei, *Materialien* nachhaltig verfügbar zu machen und virtuelle Übergangsobjekte bereitzustellen, die den Therapieerfolg unterstützen.

Gerade jüngere Patientinnen und Patienten bewegen sich wie selbstverständlich in digitalen Welten. Um sie optimal zu erreichen, müssen therapeutische Ansätze angepasst werden. Als Beispiel sei hier die Anregung zur *kreativen Gestaltung* der eigenen Befindlichkeit in Form eines Memes genannt.

Der Einsatz dieser Technologien sollte allerdings nur dann erfolgen, wenn begründet eine Verbesserung der Therapieergebnisse zu erwarten ist. Der gezielte Einsatz personalisierter, zugänglicher und unterstützender digitaler Lösungen eröffnet psychosozial Tätigen die Möglichkeit, das physische und psychische Wohlbefinden der von ihnen Betreuten nachhaltig zu fördern. Ein unreflektierter technologischer Eklektizismus ist jedoch abzulehnen.

GERECHTIGKEIT Das Gerechtigkeitsprinzip fordert eine faire Verteilung der Gesundheitsressourcen und die Gleichbehandlung aller Patientinnen und Patienten. Dies bedeutet, dass alle Menschen unabhängig von ihrer sozialen, ökonomischen oder kulturellen Herkunft den gleichen Zugang zur psychiatrischen, medizinischen und psychotherapeutischen Versorgung und Behandlung haben sollen. Bei der Integration digitaler Medien im Kontext von Psychiatrie und Psychotherapie ist also darauf zu achten, dass alle Patientinnen und Patienten gleichermaßen von den Vorteilen profitieren. Die Überwindung digitaler Ungleichheiten wie der Zugang zu geeigneten Endgeräten sowie eine stabile Internetverbindung spielen dabei eine zentrale Rolle. Aber auch die kultursensible Gestaltung digitaler Inhalte und die Anpassung an die Bedürfnisse unterschiedlicher Patientengruppen sind im Auge zu behalten.

Ein niedrigschwelliger Zugang zu digital gestützten Angeboten erweist sich insbesondere für benachteiligte Gruppen und Menschen in unterversorgten Regionen als vorteilhaft. Eine englische Studie (Catarino u. a. 2023), in der die Daten von über 27.000 Patientinnen und Patienten mit Depressionen und/oder Angststörungen ausgewertet wurden, zeigt, dass eine schriftbasierte Online-Therapie auf Basis der kognitiven Verhaltenstherapie eine ähnliche klinische Wirksamkeit aufwies wie eine Standardbehandlung. Das Autorenteam stellt die These auf, dass die Möglichkeit einer Online-Therapie durch die Verkürzung von Warte- und Behandlungszeiten einer Chronifizierung vorbeugt und zu einer Senkung der Gesundheitskosten führt. In Deutschland wird mit dem digitalen Versorgungsgesetz der Versuch unternommen, digitale Präventions- und Nachsorgemöglichkeiten flächendeckend zur Verfügung zu stellen. > Nachsorge, Seiten 38, 87, 132, 141

Insbesondere im Zusammenhang mit künstlicher Intelligenz besteht die Gefahr der Beeinflussung durch verschiedene Verzerrungen oder systematische Fehler. Der Einsatz von Algorithmen und

KI-gestützten Anwendungen erfordert die Berücksichtigung vielfältiger und repräsentativer Datensätze, um potenzielle Benachteiligungen oder Ungerechtigkeiten zu vermeiden. Gerade im digitalen Raum dürfen bestehende Ungleichheiten nicht weiter verstärkt, sondern müssen aktiv ausgeglichen werden. Demografische und soziokulturelle Veränderungen in der Gesellschaft spiegeln sich in der Vielfalt unterschiedlicher Patientengruppen wider. Entsprechend vielfältig müssen auch die Therapie- und Settingangebote sein, um diesen Patientinnen und Patienten adäquat begegnen zu können. Dies erfordert nicht zuletzt auch eine Neuorientierung in der Ausbildung, in deren Rahmen die Integration digitaler Behandlungsmöglichkeiten in die Curricula notwendig ist.

Um ethische Grundsätze zu berücksichtigen, ist eine transparente Umgangsweise mit digitalen Angeboten notwendig. Dazu gehört zu Beginn auch eine gründliche Diagnostik, die angemessen und differenziert die verschiedenen Störungsbilder im Blick hat. Unerwünschte Nebenwirkungen gibt es auch bei digitalen Interventionen.

Die Vielfalt digitaler Medien in der psychosozialen Anwendung

Digitale Medien eröffnen neue Wege der Kommunikation, ermöglichen flexiblere Interaktionen und erweitern den Zugang zu therapeutischer Unterstützung. Von E-Mails und Chats über Videositzungen bis hin zu spezialisierten Apps und KI-gestützten Beratungstools wächst die Bandbreite digitaler Möglichkeiten ständig. Diese Technologien erleichtern nicht nur die Kommunikation zwischen Therapeutin und Klient, sondern eröffnen auch neue methodische Ansätze, etwa durch digitale Tagebücher oder personalisierte Empfehlungen auf Basis künstlicher Intelligenz. Besonders in der jüngeren Generation, die mit digitalen Medien aufgewachsen ist, steigt die Akzeptanz dieser neuen Formate deutlich. Chancen und Herausforderungen halten sich dabei die Waage.

Im Folgenden werden diese digitalen Ansätze näher beleuchtet und es wird ihre Bedeutung für die Praxis analysiert. Dabei wird auch der Frage nachgegangen, in welchen Fällen digitale Interventionen eine sinnvolle Ergänzung oder sogar eine Alternative zu der klassischen Face-to-Face-Therapie darstellen können.

Offenheit durch Anonymität – der schriftbasierte Modus

Es überrascht nicht, dass die Telefonseelsorge, die von Anfang an mit dem Telefon ein technisches Medium für Seelsorge und Beratung nutzte, eine große Offenheit gegenüber digitalen Entwicklungen zeigte. Seit der Einführung der Mailberatung im Jahr 1995 wurde das Beratungsangebot kontinuierlich weiterentwickelt und ausdifferenziert (Knatz 2014).

Derzeit bietet die Telefonseelsorge Österreich auf mehreren Kanälen täglich Sofortchats ohne Anmeldung an und arbeitet an Konzepten zur Integration von Messengertools. Auch wenn der Name mittlerweile etwas antiquiert klingt, zählt die Telefonseelsorge zu den innovativsten Einrichtungen in der Beratungslandschaft.

Mail- und Chatberatung gehören heute zum Standardangebot vieler Beratungsstellen. In der niedergelassenen psychotherapeutischen Versorgung hingegen spielt die Kommunikation auf diesen Kanälen, abgesehen von der Kontaktaufnahme und Terminvereinbarung, eine untergeordnete Rolle. Ergänzend werden hier am ehesten Messengerdienste genutzt. Internetforen wiederum haben bis auf wenige Ausnahmen im psychosozialen Kontext insgesamt an Bedeutung verloren.

Im klinischen Umfeld hingegen kamen schon in den Anfangszeiten digitaler Unterstützungsangebote schriftbasierte Formate vor allem in der Nachsorge zum Einsatz. Sogenannte Mail- und Chatbrücken ermöglichen es, den Übergang in den Alltag zu erleichtern und den Therapieerfolg langfristig zu sichern. Über mehrere Monate hinweg treffen sich ehemalige Patientinnen und Patienten mit ihren Therapeutinnen und Therapeuten in schriftlichen Gruppenchats, die sie dabei unterstützen, die erlernten Strategien in den Alltag zu integrieren und so Rückfällen vorzubeugen. Aktuell werden in der poststationären Nachsorge Mail- und Chatangebote zunehmend durch videobasierte Formate und spezielle Selbsthilfe-Apps ersetzt.

Die Wirksamkeit schriftbasierter Online-Therapie und -Hilfe ist mittlerweile für verschiedene Störungsbilder gut belegt und erreicht in der kognitiven Verhaltenstherapie gleichwertige Gesamteffekte wie ein Face-to-Face-Setting (Esfandiari u. a. 2021; Knaevelsrud u. a. 2016). Besonders gut erforscht ist die Online-Schreibtherapie mit dem Namen Interapy, die von einem Team um Alfred Lange an der Universität Amsterdam entwickelt wurde. Schwerpunktmäßig kommt dieser Ansatz bei Patientinnen mit einer Posttraumatischen Belastungsstörung zum Einsatz, allerdings wurde er inzwischen auch auf andere Störungsbilder ausgedehnt. Die Patienten beschreiben in einem Aufsatz den schwierigsten Moment ihrer traumatischen Erfahrungen. Anschließend erhalten sie ein individuelles Feedback von ihrem Therapeuten. Es handelt sich also um eine schriftliche Form der Exposition. Eine für den arabischen Sprachraum adaptierte Version (https://ilajnafsy.bzfo.de) erweist sich insbesondere in Regionen mit unzureichenden Versorgungsstrukturen als wertvolle Alternative. Die Begleitforschung belegt eine deutliche Reduktion posttraumatischer Belastungssymptome auch bei schwer traumatisierten und depressiven Patientinnen und Patienten (El-Haj-Mohamad 2024; Stein u. a. 2023).

Lange Zeit wurde im schriftlichen Modus zwischen Mail- und Chatberatung unterschieden. Mit dem Aufkommen der Messengerdienste ist diese Unterscheidung ins Wanken geraten, da Messenger sowohl synchron als auch asynchron genutzt werden und sich in zeitlicher Hinsicht als besonders flexibel erweisen. Man spricht daher zunehmend von »asynchron-schriftbasierten« und »synchron-schriftbasierten« Modi, eine etwas sperrige, aber präzise Bezeichnung für das Kommunikationsgeschehen.

Asynchron-schriftbasierte Beratung und Therapie

Aus Datenschutzgründen sind nur verschlüsselte Dienste als E-Mental-Health-Angebote erlaubt. Eine Beratung über klassische Mailprogramme ist daher in der Regel nicht zulässig, und so kommen in erster Linie webbasierte Anwendungen zum Einsatz. Die Klientinnen müssen sich nach der Registrierung in ihren Account einloggen und haben dort die Möglichkeit, eine Nachricht für den Berater zu hinterlassen. Der Berater wird per E-Mail darüber informiert, dass eine neue Nachricht eingegangen ist, nicht aber über den Inhalt der Nachricht. Dazu muss er sich ebenfalls einloggen, kann dann die Nachricht lesen und seine Antwort im System hinterlassen. Was auf den ersten Blick etwas umständlich erscheint, hat sich im Alltag als durchaus praktikabel erwiesen.

Wie kann nun in einem Medium, das durch Technik, Anonymität und Reduktion der Sinneskanäle geprägt ist, ein hinreichend guter Beziehungsaufbau gelingen? Im Zentrum steht der Text des Klienten oder der Klientin. Er repräsentiert das abwesende Gegenüber und wird damit zum Hauptfokus des kommunikativen Geschehens. Aufgabe der Beraterin ist es daher, den Inhalt zu verstehen, empathisch zu erfassen und mit der »unsichtbaren« Person hinter dem Text in Kontakt zu treten. Birgit Knatz und Bernhard Dodier (2003) haben sich bereits in den Anfangsjahren der Online-Beratung mit diesem Thema auseinandergesetzt und das »Vier-Folien-Konzept« entwickelt. Darauf aufbauend habe ich (2019) die Prozesshaftigkeit des Lesens und Schreibens in den Mittelpunkt gestellt (siehe Abbildung 2).

Die Beschreibung der vier »Folien« von Knatz und Dodier dient als Metapher für eine Filterfunktion, die es ermöglicht, den Text aus verschiedenen Perspektiven zu analysieren. Dabei werden definierte Folien über den Text gelegt und die vorhandenen Inhalte entlang spezifischer Fragestellungen hermeneutisch erschlossen. Es wird also versucht, durch die gezielte Fokussierung unterschiedlicher Perspektiven ein tieferes Verständnis des Textes zu erreichen und damit neue Bedeutungsebenen zu erschließen. Dieses Modell wird zusätzlich durch eine Reisemetapher ergänzt: Die erste Folie entspricht dem persönlichen Resonanzboden und beschreibt Landschaftseindrücke, die zweite Folie dient der Landschaftsbeschreibung, die dritte Folie untersucht die Landschaftsstruktur und die vierte Folie beschäftigt sich mit der Reiseplanung.

Entlang eines konkreten Beispiels möchte ich zeigen, wie der Prozess vom Text-Erfassen zum Text-Verfassen nachvollziehbar strukturiert werden kann.

ABBILDUNG 2

Vom Text-Erfassen zum Text-Verfassen

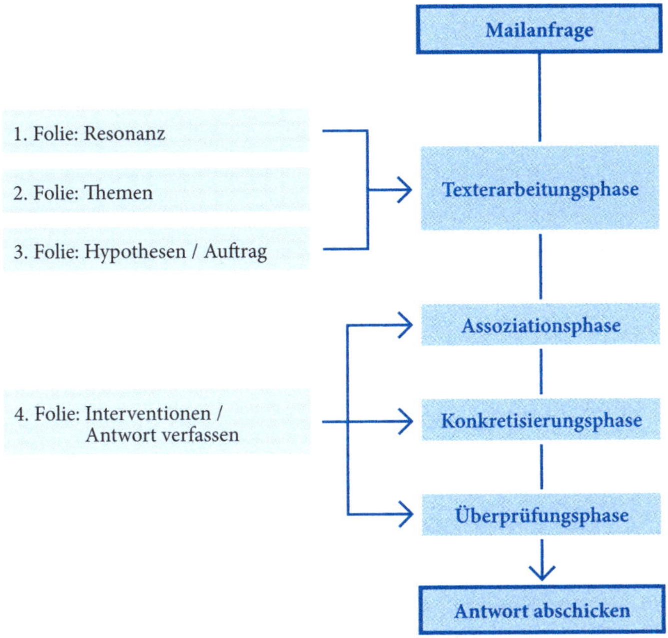

BEISPIEL

Hallo,

weiß gar nicht, wo ich anfangen soll. Aber ich brauche Hilfe. Ich bin jetzt 23 und seit einiger Zeit beschäftigt mich der Gedanke, dass ich vielleicht nie in einer Beziehung leben werde. Also, das ist nicht nur so ein Gedanke, ich kann mich da richtig reinsteigern und komme dann stundenlang nicht mehr raus. Gefangen im eigenen Gedankenringelspiel. Ich hatte auch bislang schon mehrere Beziehungen, auch mit Sex und so. Aber momentan habe ich null Bedürfnis. Es ist sogar so, wenn mich jemand berührt, dann wird die Stelle sofort taub, ich spüre sie nicht mehr. Komisch, oder? Was stimmt nicht

mit mir? Und in diesem Gedankenkreisel rede ich dann mit mir, als hätte ich zwei Stimmen: Mann, bist du verklemmt, sagt die eine, und die andere dann: Ja, aber ich war doch nicht immer so. Ja, reiß dich mal zusammen, und die andere: Aber ich bekomme Panik, wenn ich das mache. Und so weiter. Könnt ihr euch ungefähr vorstellen, wie's mir geht? Wenn der Druck sehr groß wird, dann ritze ich auch. Dann geht es wieder eine Zeit lang. Aber gesund ist das ja auch nicht ;-). Ich habe mir schon überlegt, Hilfe zu holen, aber ich traue mich das niemanden zu erzählen. Schreiben geht irgendwie noch. Also, ich würde mich freuen, wenn mir jemand zurückschreibt und mir sagt, was er darüber denkt und wie er oder sie das findet. Vielleicht gibt es ja auch die eine oder andere Idee dazu.
Danke und liebe Grüße,
Laura

TEXT ERFASSEN: RESONANZ In der Phase der Texterarbeitung geht es zunächst darum, die Anfrage mit größtmöglicher Offenheit zu lesen und die eigenen Resonanzen zu erfassen. Hartmut Rosa (2016) beschreibt »Resonanz« als einen strikt relationalen Begriff. »Als Kernmoment lässt sich dabei die Idee isolieren, dass sich die beiden Entitäten der Beziehung in einem schwingungsfähigen Medium (oder Resonanzraum) wechselseitig so berühren, dass sie als aufeinander antwortend, zugleich aber auch mit eigener Stimme sprechend, also als ›zurück-tönend‹ begriffen werden können« (Rosa 2016, S. 285). Der Text wird dabei als Resonanzmedium verstanden, das Schwingungen auf körperlicher, kognitiver, emotionaler und interaktionaler Ebene erzeugt.

Vor allem bei längeren Anfragen empfiehlt es sich, den Text auszudrucken, um ihn im wahrsten Sinne des Wortes »begreifen« und erfassen zu können. Indem das ausgedruckte Blatt Papier mit eigenen Notizen, Randbemerkungen, Fragen und Gedanken, am besten handschriftlich, versehen wird, kann eine körperlich-leibliche Annäherung an den Text erfolgen. Bestimmte Schlüsselwörter werden unterstrichen, Symbole oder Zeichnungen hinzugefügt, erste assoziative Gedanken niedergeschrieben.

Hilfreiche Fragen sind:

- Welche ersten, spontanen Resonanzen nehme ich beim Lesen wahr?
- Welche Gefühle entstehen?
- Wie zeigen sich Resonanzen auf der körperlichen Ebene?
- Welche Gedanken und Fantasien weckt der Text in mir?
- Welche Handlungsimpulse spüre ich?
- An welchen Stellen des Textes lese ich langsamer, schneller oder unterbreche meinen Lesefluss?
- Wenn es eine Geschichte oder ein Film wäre, welchen Titel würde ich dieser Anfrage geben (Schlüsselmetapher)?

Interaktionale Resonanzphänomene können zunächst als sehr subjektive Antworten innerhalb eines Kommunikationsgeschehens verstanden werden. Möglicherweise beziehen sie sich auf den Text als Ganzes, der ein tiefes Gefühl von Verzweiflung und Hilflosigkeit vermittelt und dadurch im Therapeuten Mitgefühl und Fürsorge aktualisiert. Aber auch einzelne Sätze, Satzteile oder Wörter lösen Resonanzen aus (im Beispiel: »wenn mich jemand berührt, wird die Stelle sofort taub«). Was muss passiert sein, damit eine Berührung nicht mehr wahrgenommen werden kann? Ein Gefahrenmoment auf diesem Kanal findet sich in den fehlenden Feedbackschleifen der synchronen Kommunikation mit ihren nonverbalen und paraverbalen Begleiterscheinungen. Dies verleitet zu einer schnellen diagnostischen Einordnung, schneller, als man es vielleicht im Face-to-Face-Setting gewohnt ist.

Resonanzen sind aber auch erste Hinweise für mögliche Interventionen. Sie ernst zu nehmen, bedeutet für die vorliegende Fragestellung, der Regulierung von Nähe und Distanz in der Beratung besondere Aufmerksamkeit zu widmen und die Worte so zu wählen, dass sie sich in einer verstehenden, aber nicht ausschließlich empathischen Halbdistanz positionieren. Sich in jemanden einzufühlen oder sich in jemanden hineinzuversetzen, kann auch bei guter Absicht als Grenzverletzung erlebt werden. Ein Vorteil der Mailberatung liegt in der Dehnung der Zeit, die es möglich macht, Worte genau auszuwählen.

TEXT ERFASSEN: THEMEN Die themenbezogene Folie dient der systematischen Erfassung des Textes. Die Themen werden benannt, aber auch der formale Aufbau; die Wortwahl oder grammatische Besonderheiten des Textes werden untersucht. Ziel ist es, Zusammenhänge zwischen der äußeren Gestaltung des Textes und der inneren Welt des Schreibenden zu erkennen. Menschen, die unter starkem emotionalem Druck stehen, legen oft weniger Wert auf eine strukturierte Darstellung und versenden ihre Nachrichten ohne Absätze oder Korrekturlesen. Gleichzeitig geben exakt strukturierte und fehlerfreie Mails auch Hinweise auf bestimmte Persönlichkeitsmerkmale. Die visuelle Darstellung des Textes wird so teilweise zum Ersatz für fehlende nonverbale Kommunikationselemente. Eine systematische Analyse von Bildwelten und Metaphern trägt ebenfalls zum besseren Verständnis des unsichtbaren Gegenübers bei.

Hilfreiche Fragen sind hier:

- Welche Themen werden in der Mail angesprochen?
- Welche Bilder und Metaphern benutzt der oder die Ratsuchende?
- Welche Schlüsselwörter kommen in der Mail vor?
- Kann ich mir ein »Bild« von der Rat suchenden Person machen?
- Wie ist der Text formal aufgebaut (Absätze, Gliederung etc.)?
- Gibt es grammatische oder sprachliche Besonderheiten?
- Welche Fragen, Wünsche oder Erwartungen werden an mich herangetragen?
- Welche ersten Fragen fallen mir spontan ein?

Laura beschreibt in ihrer Mail starke emotionale Belastungen wie Beziehungslosigkeit, Gedankenkreisen, Taubheitsgefühle bei Berührungen und selbstverletzendes Verhalten. Ihre Sprache ist ungeordnet, emotional dicht und stark bildhaft, was auf eine innere Zerrissenheit und einen hohen Leidensdruck hinweist. Bilder wie »Gedankenringelspiel« oder »zwei Stimmen« greifen zentrale Erfahrungen von Gefangensein und innerer Zerrissenheit auf. Sie bittet explizit um Unterstützung und Rat, wobei alternative Metaphern und Ressourcenorientierung in der Antwort Hoffnung und neue Perspektiven eröffnen könnten.

TEXT ERFASSEN: HYPOTHESEN Im nächsten Schritt geht es darum, »zwischen den Zeilen zu lesen«, um die tiefer liegenden Themen und Strukturen hinter den offensichtlichen Phänomenen zu erkennen. Im Mittelpunkt stehen erste diagnostische Überlegungen, die zu einer Hypothesenbildung führen. Auch die Wahl des Fokus für das Antwortschreiben sowie die Auftragsklärung sind hier zu reflektieren.

Die Anfrage von Laura zeigt eine durchaus komplexe Problematik, die sich auf mehreren Ebenen abspielt. Laura beschreibt intensives Grübeln, Taubheit bei Berührungen und den Einsatz von Selbstverletzung als Bewältigungsmechanismus. Auslöser scheinen sowohl innere (Gedankenkreise, Selbstgespräche) als auch äußere Faktoren (Beziehungen und körperliche Nähe) zu sein. Obwohl kein externer Auslöser direkt genannt wird, lassen die Intensität der Gedanken und die körperlichen Reaktionen auf Berührungen eine starke psychische Belastung erwarten. Laura steht offensichtlich vor der Herausforderung, ihre Beziehung zu sich selbst und zu anderen zu verstehen und zu regulieren. Ihre Schwierigkeiten im Umgang mit Nähe und Intimität und ihre innere Zerrissenheit deuten auf tiefer liegende Probleme in ihrer Identitätsentwicklung hin.

In Lauras Anfrage können trotz der überschaubaren Länge einige Ressourcen identifiziert werden. So ist sie trotz ihrer Schwierigkeiten in der Lage, über ihre Probleme zu schreiben und Hilfe zu suchen. Ihre

Entscheidung, sich an eine Online-Beratungsstelle zu wenden, deutet darauf hin, dass sie bereit ist, sich mit ihrer Situation auseinanderzusetzen und Veränderungen anzustreben. Besonders hervorzuheben ist ihr ausgeprägtes Maß an Selbstreflexion. Ihre Fähigkeit, Gedanken und Gefühle schriftlich zu formulieren, ermöglicht es ihr, innere Konflikte zu externalisieren und problematische Verhaltensweisen, wie etwa das Ritzen, bewusst wahrzunehmen. Ihr innerer Dialog macht zudem deutlich, dass sie sich der Widersprüche in ihrem Denken und Fühlen bewusst ist. Diese Erkenntnisse können als wertvolle Ansatzpunkte für einen Veränderungsprozess dienen.

Als besondere Herausforderung in der schriftbasierten Beratung erweisen sich die eingeschränkten diagnostischen Möglichkeiten bei gleichzeitig intensiven interaktionellen Resonanzphänomenen aufgrund der sinnlichen Reduziertheit des Settings (»Dialektik von körperlicher Abwesenheit und sinnlicher Präsenz, physischer Distanz und psychologischer Nähe«; Döring 2000, S. 367). So deuten bei Laura einige Aspekte auf eine mögliche traumatische Erfahrung hin. Allerdings gibt es noch zu wenig Informationen und aufgrund der Asynchronität eine eingeschränkte Risikokontrolle, um dieses Thema ansprechen zu können. Im Antwortschreiben sind daher besonders vorsichtige Formulierungen notwendig und traumatisierende Auslöser müssen möglichst vermieden werden. Die Herausforderung (und damit vielleicht auch der Arbeitsauftrag) besteht darin, die Ressourcen weiter zu fördern sowie mit neuen, konstruktiveren Bewältigungsstrategien und einem unterstützenden sozialen Umfeld zu verknüpfen.

TEXT VERFASSEN: ASSOZIATIONEN In der Assoziationsphase zur Erarbeitung von Interventionen kann es hilfreich sein, die Beratungssituation zu visualisieren und sich vorzustellen, wie ein entsprechendes Gespräch verlaufen könnte. Dabei entstehen erste Ideen und Skizzen für die Antwort sowie für den Aufbau der Mail. Diese Überlegungen lassen sich handschriftlich als Assoziationsketten, Halbsätze, Fokussierungen

ABBILDUNG 3

Ideenskizze anhand des Fallbeispiels »Laura«

Assoziationsketten	• Mut → Schreiben als erster Schritt → Gefühle anerkennen → Selbstgespräche → Ritzen als Ventil → Angst vor Nähe → Taubheit als Schutz → Beratung → sich Zeit lassen → professioneller Rat → nicht allein sein → Schreiben als Weg der Entlastung
Visualisierung des Gesprächs	• Atmosphäre: ein empathisches, unterstützendes Setting, in dem Laura sich sicher fühlt, ohne sofort Lösungen zu erwarten • Haltung: Zuhören, Bestärkung und sanfte Anregung zur Reflexion ihrer Gefühle und Gedanken, ohne zu überfordern
Gedanken zum Aufbau	• Einleitung: Wertschätzung für den Mut, sich mit einem schwierigen Thema schriftlich zu öffnen • Verständnis zeigen: beschriebene Gefühle ernst nehmen, bestätigen, dass es normal ist, in herausfordernden Phasen solche Gedanken zu haben • Emotionale Resonanz: Aufgreifen der Emotionen wie Unsicherheit, Einsamkeit und Selbstzweifel; Raum geben, ohne zu bewerten • Rückfragen/Reflexion: Interesse zeigen, ob Schreiben regelmäßig als Ventil hilft. Kann ein Austausch zur Entlastung beitragen? • Wegweiser zur Unterstützung: vorsichtige Erwähnung professioneller Hilfe und von Anlaufstellen, ohne Druck zu machen • Abschluss: Ermutigung, weiter zu schreiben, wenn es hilfreich ist, und Bestätigung, dass die Person nicht allein ist
Recherchephase	• Informationen über lokale Beratungsstellen, anonyme Hilfeangebote und mögliche Anlaufstellen für psychologische Unterstützung • Eventuell passende Literatur oder Artikel, die das Thema Selbstzweifel und körperlich-emotionale Taubheit behandeln

oder grafische Entwürfe festhalten. Dient die Beratung vor allem der Informationsvermittlung, sind möglicherweise weiterführende Nachforschungen nötig, sodass sich eine ergänzende Recherchephase anschließt.

TEXT VERFASSEN: KONKRETISIERUNG In dieser Phase weicht die anfängliche assoziative Herangehensweise einem bewussteren und reflektierteren Ansatz. Die zentralen Elemente der Antwort werden inhaltlich und formal definiert und ausgearbeitet. Theoriegeleitet kommen spezifische Interventionsstrategien gezielt zum Einsatz.

BEISPIEL

Hallo, Laura,

vielen Dank für Ihre Nachricht und Ihr Vertrauen, uns von Ihren Gedanken und Gefühlen zu erzählen. Und ja, es ist sehr verständlich, dass Sie sich in Ihrer aktuellen Situation unter Druck und wahrscheinlich auch ein wenig hilflos fühlen. Ihre Beschreibung der Gedankenkreisel sowie die körperliche Taubheit, die Sie bei Berührungen spüren, zeigen, dass Sie gerade eine sehr herausfordernde Zeit durchmachen.

Ich bin übrigens N. N. von [Name der Institution] und ich werde versuchen, Ihnen immer innerhalb einer Woche zu antworten.

Aber nochmals zurück zu Ihnen: Zunächst einmal möchte ich betonen, dass es völlig normal ist, Phasen zu durchleben, in denen man körperliche Nähe nicht so gern hat. Dafür gibt es verschiedene Ursachen. Manchmal kann es dann durchaus wichtig sein, diesen Gefühlen nachzuspüren, aber ohne sich selbst dafür zu bewerten oder gar zu verurteilen. Ein Gefangensein im Gedankenkreisel, das beschreiben Sie ja sehr deutlich, erzeugt einen großen Druck. Ich könnte mir vorstellen, dass vor allem die Ausweglosigkeit des ewigen Kreisens als sehr unangenehm erlebt wird. Hm, und jetzt frage ich mich gerade, ob es tatsächlich ein nicht enden wollendes

Gedankenringelspiel ist oder nicht vielmehr ein Labyrinth. Ein Labyrinth hätte nämlich einen entscheidenden Vorteil: Es gibt einen Ausweg :-) und vielleicht finden wir ja miteinander einen Weg nach draußen.
Laura, Sie erwähnen auch, dass manchmal zwei Stimmen in Ihrem Kopf miteinander sprechen. Und diese beiden Stimmen haben durchaus unterschiedliche Positionen. Dieses innere Hin und Her kann sehr belastend sein, aber es zeigt auch, dass Sie sich Ihrer Gefühle und Gedanken sehr bewusst sind. Und das ist eine wertvolle Ressource. Die inneren Stimmen könnten aber auch – wie soll ich das jetzt am besten ausdrücken? – wie ein inneres Team miteinander kommunizieren und damit zu Lösungen beitragen. Wer ist denn eigentlich in Ihrem Team, wenn ich das so fragen darf, momentan anwesend?
Die Taubheit, die Sie bei Berührungen empfinden, und die Selbstverletzungen, die Sie erwähnen, sind vielleicht ebenfalls ein Zeichen dafür, dass Ihr Körper und Ihr Geist versuchen, mit etwas umzugehen, das ihnen zu viel ist.
Es ist sehr mutig von Ihnen, darüber nachzudenken, sich Hilfe zu holen. Uns zu schreiben, ist dabei ein erster wichtiger Schritt. Und das Tempo auf diesem Weg bestimmen ganz allein Sie. Wenn Sie möchten, können wir gemeinsam überlegen, wie die nächsten Schritte für Sie aussehen könnten. Vielleicht ist es ja zum Beispiel hilfreich, kleine Dinge in Ihren Alltag zu integrieren, die Ihnen guttun, um sich selbst gegenüber freundlicher zu sein und Druck abzubauen. Falls Sie das auch sinnvoll finden: Haben Sie dazu eine Idee?
Sie können mir gerne auf mein Schreiben wieder antworten, dann entsteht eine Art schriftlicher Dialog. Und wenn der Druck wieder einmal zu groß wird: Wer weiß, vielleicht entlastet auch das Schreiben in einer ähnlichen Art und Weise wie das Ritzen.
Einstweilen liebe Grüße!

Nutzen Sie beim Schreiben bewusst strukturierende Elemente wie Fragen, Metaphern oder kleine Perspektivwechsel. Sie unterstützen damit die Selbstreflexion der Rat suchenden Person und schaffen Orientierung im Beratungsprozess.

TEXT VERFASSEN: ÜBERPRÜFUNG In der letzten Phase erfolgt eine Überarbeitung des Textes unter Berücksichtigung der Besonderheiten der computervermittelten Kommunikation sowie der Persönlichkeitsstruktur und Problemlage der Klientin. Der Fokus liegt zunächst auf der Erfassung der Gesamtatmosphäre der eigenen Antwort. Passen Atmosphäre und Sprachstil zur Anfragemail? Schaffen die Formulierungen zu viel Distanz oder zu viel Intimität? In der Antwort an Laura werden immer wieder Elemente der gesprochenen Sprache verwendet (»Und ja, es ist sehr verständlich, dass …« etc.), um den dialogischen Charakter des Textes zu betonen. Beim »interaktionsorientierten Schreibstil« handelt es sich um eine schreibbasierte Strategie zur Überwindung der medial bedingten Distanz, bei der grammatische und lexikalische Vorgaben als zweitrangig betrachtet werden (Engels & Hintenberger 2023).

Auch die Länge der Antworten sollte berücksichtigt werden. Erste Antworten neigen dazu, inhaltlich überfrachtet zu sein. Dies kann aus der Befürchtung heraus geschehen, dass ein längerer Dialog nicht zustande kommt. Dennoch ist es ratsam, sich in der Antwort auf bestimmte Kerngedanken zu konzentrieren und dem Prinzip »Weniger ist manchmal mehr« zu folgen. Auch die vorläufige Antwort an Laura erscheint auf den ersten Blick etwas zu lang und könnte die eine oder andere Kürzung vertragen.

Die optische Gestaltung ist in einer gewissen Art und Weise ein Ersatz für para- und nonverbale Phänomene. Wenn jemand, wie möglicherweise Laura, in einem direkten Gespräch stark unter emotionalem Druck steht und die Worte unkontrolliert aus ihm heraussprudeln, so ist es wichtig, als beruhigendes Gegenüber zu agieren. Im Sinne einer Talk-down-Strategie setzen wir daher auf kurze, klar strukturierte Sätze und nutzen gezielt positive Triggerwörter, die zur Beruhigung beitragen. Auch im schriftlichen Kontext ist es deshalb notwendig, den Text in kleine Abschnitte zu unterteilen, die optisch sofort erkennbar sind. Der erste, vielleicht unbewusste Eindruck, der dabei entsteht, sollte signalisieren: Es ist bewältigbar. Die optische Textgestaltung ist in diesem Fall durchaus bereits als Intervention zu sehen, da sie auf einer subtilen Ebene das emotionale Chaos strukturiert und überschaubar macht.

Einer der großen Vorteile asynchroner schriftbasierter Kommunikation ist die dauerhafte Verfügbarkeit der Inhalte. Allerdings geht dabei ein wesentliches Detail synchroner Kommunikation verloren: Wir sehen und hören keine spontanen Reaktionen unseres Gegenübers, die uns normalerweise helfen, einzuschätzen, wie unsere Worte ankommen. Unser Dialogbeitrag bleibt im wahrsten Sinne des Wortes festgeschrieben. Deshalb ist es besonders wichtig, die Worte mit Bedacht zu wählen, keine wertenden Aussagesätze zu verwenden und »abgeschwächte« Formulierungen zu wählen. Der Konjunktiv ist dabei der beste Freund des Online-Beraters: »Ich könnte mir vorstellen; möglicherweise; vielleicht …« Manchmal kann es hilfreich sein, einen antizipierten Dialog vorwegzunehmen: »Ich könnte mir vorstellen, dass mein Hinweis auf eine Psychotherapie bei Ihnen Gedanken auslöst wie: Jetzt will er mich wegschicken. Und wieder habe ich mit meinem Problem jemanden überfordert. Aber es ist mir wichtig, zu betonen: Es geht mir um die bestmögliche Hilfe für Sie. Und auf diesem Weg möchte ich Sie unterstützen.« > Individuelle Passung, Seiten 23f. 127f.

BESONDERE THEMEN: VIELSCHREIBER Es gibt Ratsuchende, die ein großes Mitteilungsbedürfnis haben. Manche verfassen sehr lange Mails, andere schreiben täglich eine Nachricht. Dies kann die Beratenden schnell in eine Überforderungssituation bringen. Umso wichtiger ist es, die Rahmenbedingungen klar zu kommunizieren. Zudem

ABBILDUNG 4

Aufbau einer asynchron-schriftlichen Antwort

Gliederung	Imaginäre Überschriften	Beispielformulierungen
Einleitung	Beziehung herstellen: • einen konvivialen Raum und einen »sicheren Ort« zur Verfügung stellen • Angst mindern • Vorstellung der eigenen Person	Vielen Dank für Ihre Mail und Ihre Offenheit. Vermutlich war es gar nicht so einfach, Ihre Situation, Ihre Gefühle und Ihre Gedanken in Worte zu fassen. Aber das ist Ihnen wirklich sehr gut gelungen. Ich bin übrigens N. N. von [Name der Institution].
Mittelteil	Spiegeln, was verstanden wurde: • in eigenen Worten paraphrasieren, aber nicht jedes Detail wiederholen • Konjunktiv verwenden	Wenn ich Sie richtig verstanden habe, dann sind Sie gerade sehr damit beschäftigt, körperliche Nähe und Berührungen als unangenehm zu empfinden. Könnte es sein, dass …
	Atmosphäre schaffen: • interaktionsorientierter Sprachstil • Positives verstärken	Hm, und es scheint ja so, als fiele es dir gerade sehr schwer, Entscheidungen zu treffen. Also, wenn ich das richtig verstanden habe …
	Auftragsklärung: • Auftrag intersubjektiv klären • Begrenzungen ansprechen	So, wie Sie Ihre Situation schildern, scheinen Sie in den letzten Jahren sehr viel durchgemacht zu haben. Ich könnte mir vorstellen, dass es für Sie hilfreich wäre, Ihre Erlebnisse und Ihre ganz persönliche Geschichte nochmals in Ruhe erzählen zu können. Stimmt das für Sie auch so? Vielen Dank auch für Ihr Vertrauen, mir von Ihrer Essstörung zu erzählen. Allerdings ist es nicht möglich, eine Essstörung in einer Online-Beratung zu behandeln, das ist sicher nur mithilfe eines Psychotherapeuten und/oder einer Fachärztin möglich.

Fortsetzung Abbildung 4

Mittelteil	Interventionen: • interessiertes Nachfragen, ohne auszufragen • ressourcenorientierter Fokus • außergewöhnliche Formulierungen erhöhen Aufmerksamkeit • neue Perspektiven ermöglichen • moderates Vertiefen • stabilisieren • optische Gestaltung der Antwort	Was für ein mutiger Schritt: Ich bin wirklich beeindruckt, wie Sie immer wieder Lösungen in schwierigen Situationen finden. Wenn du dir die Geschichte deiner Beziehung als Wegstrecke vorstellst und diesen Weg langsam abfährst, welche Erinnerungen (positive und negative) kommen dir dann in den Sinn?
	Balance beachten: • nicht zu viele Fragen verwenden • Hypothesen in den Konjunktiv setzen • wenig Aussagesätze	Angenommen, es bliebe alles so wie bisher: Könnte es dann sein, dass … Wenn ich davon ausgehe, dass …, dann würde das ja bedeuten … Liege ich da richtig?
Abschluss	Einladung zum Dialog	Wenn du möchtest, kannst du mir gerne zurückschreiben, dann würde sich unser Dialog fortsetzen.
	Atmosphärisch stimmiger Schluss(satz)	Gerne begleite ich Sie auf einem Stück Ihres Weges. Ich bin da und »höre« Ihnen gerne zu.

empfiehlt es sich in diesem Fall, in Ausschnitten zu arbeiten, eine Themenauswahl zu treffen und nachzufragen, ob der Fokus passt.

BEISPIEL

Ich habe mir in der Zwischenzeit deine letzten Mails mit großem Interesse durchgelesen. Du hast hier ja sehr viele unterschiedliche Themen angesprochen. Ich weiß nicht, ob das für dich auch so stimmt, aber ich kann trotz der Vielfalt eine gemeinsame Überschrift erkennen: Die Suche nach Heimat.

Oder:

Ich habe mit großem Interesse Ihre Anfrage gelesen. Sie haben sich wirklich sehr viel Mühe gemacht, Ihre Situation differenziert zu beschreiben. Ich bin mir jetzt gerade etwas unsicher, auf welche der vielen Punkte ich genauer eingehen soll. Welche (drei) Anliegen sind Ihnen zurzeit am wichtigsten?

BESONDERE THEMEN: EINMALBERATUNG Betrachtet man die Statistiken von Beratungsstellen, die schon länger Online-Beratung anbieten, so fällt auf, dass es eine relativ große Gruppe von Ratsuchenden gibt, die nicht mehr zurückschreiben. Einige technische Systeme erlauben einen Einblick, ob die Antwort auf die Beratung überhaupt gelesen wurde. Und auch hier die etwas überraschende Erkenntnis: Eine gar nicht so kleine Gruppe macht sich die Mühe, die eigene Problemlage zu formulieren, ohne aber die entsprechende Antwort abzurufen.

Gerade für Mitarbeitende in Peerprojekten birgt dies ein Kränkungspotenzial. Nun kann dieses Verhalten verschiedene Ursachen haben: Vielleicht sind die Zugangsdaten verlegt worden, vielleicht funktioniert aber auch die Technik nicht richtig. Die wahrscheinlichere Variante ist jedoch, dass für viele Ratsuchende bereits der Prozess des Schreibens und Formulierens der eigenen Situation heilsam bzw. entlastend wirkt. Dabei kommt es zu einem besonders paradoxen Effekt:

Obwohl die Antwort nicht einmal gelesen wird, ist es für den Betroffenen beim Schreiben der Anfrage wichtig, zu wissen, dass diese Mail von einem Adressaten gelesen wird.

BESONDERE THEMEN: FAKEANFRAGEN Bei manchen Anfragen ist man sich nicht sicher, ob sie ernst gemeint sind oder nicht. Viele Institutionen haben sich darauf geeinigt, jede Anfrage so zu beantworten, als ob ein ernsthaftes Interesse dahinterstünde. Auch wenn es sich um eine »erfundene« Anfrage handelt, so ist sie doch vom Anfragenden selbst »erfunden« und hat daher, so die Annahme, in irgendeiner Weise mit dieser Person zu tun.

Eine Ausnahme bilden »sexualisierte Anfragen«. Hier gilt es, die Grenzen klar zu benennen und nicht inhaltlich darauf einzugehen. Die Unterschiede zwischen sexualisierten Anfragen und Anfragen zur Sexualberatung sind in der Regel gut zu unterscheiden. Während im ersten Fall meist eine sexuell gefärbte Beziehungsgestaltung angestrebt wird, die sich in der Gegenübertragung als unangenehmes Verstricktsein äußert, geht es im zweiten Fall um konkrete Probleme im Zusammenhang mit Sexualität.

BEISPIEL

> Vielen Dank für Ihr Vertrauen, aber leider können wir Sie bei Ihrem Anliegen nicht unterstützen. Wenn Sie eine professionelle Sexualberatung suchen, dann würde ich Sie bitten, sich an www.xyz.com zu wenden.

BESONDERE THEMEN: BERATUNGSENDE Kommt es zu einem längeren Dialog, erweist sich dessen Beendigung oft als Herausforderung. Hier treten die Nachteile des asynchronen Settings besonders zutage und bergen ein gewisses Kränkungspotenzial. Die Beendigung eines längeren Dialogs sollte daher frühzeitig eingeleitet und als Prozess verstanden werden. Als hilfreich haben sich erwiesen:

- das aktive Ansprechen des Beendigungsprozesses,
- Verwendung bestimmter Metaphern (Reisemetapher o.Ä.),
- gemeinsamer Rückblick,
- positives Feedback,
- Bereitstellung von Übergangsobjekten (Texte, Bilder, Links zu Videos etc.),
- Rückfallprophylaxe.

BEISPIEL

Ich möchte heute noch ein bestimmtes, gar nicht so einfaches Thema ansprechen. Wir mailen ja seit [Angabe] und Sie haben mir viel von Ihrer schwierigen Situation erzählt. Beim Thema XY, so habe ich zumindest das Gefühl, da hat sich auch etwas gelöst, da ist für Sie auch etwas leichter geworden. Stimmt das so?

Sie merken schon, ich fasse unseren Beratungsverlauf zusammen, denn Beratung und Begleitung sind immer auch ein »end-licher« Prozess und am Ende unserer gemeinsamen Reise trennen sich unsere Wege wieder. Ich weiß aber auch aus Ihrer Geschichte, dass Abschiede für Sie gar nicht so leicht sind, ja, Sie vielleicht sogar denken: »Jetzt will er mich loswerden.«

Mir ist es wichtig, unsere gemeinsame Reise gut abzuschließen, und dazu brauche ich auch Ihre Hilfe. Was wäre denn für Sie ein guter Zeitpunkt für das Ende unserer Reise? Was ist Ihnen in diesem letzten Streckenabschnitt noch wichtig?

In der schriftbasierten Beratung steuern Ratsuchende Tempo, Tiefe und Richtung der Kommunikation stark mit. Beratende können durch klare Rahmenbedingungen, strukturierende Elemente und eine sensible Sprache dazu beitragen, den Beratungsprozess transparent und wertschätzend zu gestalten. Auch Kränkungen, zum Beispiel bei ausbleibenden Antworten, gehören zur Dynamik dieses Settings. Bewusste

Selbstfürsorge hilft, persönliche Gefühle einzuordnen und die professionelle Haltung zu wahren.

Synchron-schriftbasierte Beratung und Therapie

Ein wesentlicher Vorteil der synchron-schriftbasierten Beratung und Therapie besteht in der Intensivierung des Kontakts zwischen den Beteiligten. Allerdings birgt der Chat auch das Risiko unstrukturierter Gesprächsverläufe, unklarer Zielsetzungen sowie Schwierigkeiten, den Fokus zu bewahren (Hintenberger 2009).

Im Chat kann die professionelle Distanz zwischen Beraterin und Klientin durch den informellen »Plauderton« manchmal verschwimmen. Eine regelmäßige Klärung der Rollen und der Beziehungsebene ist daher unerlässlich. Während sich der Austausch per E-Mail über einen längeren Zeitraum erstreckt und keine direkte Reaktion ermöglicht, ist die Zeit im Chat verdichtet. Genau genommen ist der Chat jedoch nur ein quasisynchrones Medium, da keine zeichensynchrone Übertragung stattfindet. Nachrichten werden nicht sofort, sondern in Blöcken übertragen.

Innerhalb des Chats zeigt sich ein eigentümliches Paradox: Das interaktive Geschehen wird in der Regel als »Geschwindigkeitsrausch« erlebt, obwohl im Gegensatz zu einem Face-to-Face-Gespräch nur etwa ein Sechstel der Wörter in der gleichen Zeit ausgetauscht werden. Dies kann zu einer Überforderung der Beteiligten und zu chaotischen Abläufen führen. Daher empfiehlt es sich, Beratungschats gut zu strukturieren. Als heuristisches Modell haben sich in der Face-to-Face-Beratung und Psychotherapie Vier-Phasen-Modelle als hilfreich erwiesen, die auch hier ihre Anwendung finden. Eine Unterteilung in Initialphase, Aktionsphase, Integrationsphase und Neuorientierungsphase (Petzold 2003) ermöglicht eine Strukturierung des Chats und bietet der Beraterin einen Orientierungsrahmen (Hintenberger 2019).

INITIALPHASE In der Anfangsphase ist der Beziehungsaufbau von zentraler Bedeutung, um eine vertrauensvolle Atmosphäre zu schaffen. Neben dem Sammeln von Informationen steht die gemeinsame Erkundung der Rahmenbedingungen und der Situation im Vordergrund. Diese Phase sollte idealerweise zu einer präzisen Problemformulierung und einer ersten Vereinbarung über Ziele und Erwartungen führen. Fragen wie: »Was motiviert Sie, sich an uns zu wenden?«, »Welche Themen möchten Sie besprechen?« oder »Worüber möchten Sie heute sprechen?«, laden die Ratsuchenden ein, ihre Anliegen zu schildern, und eröffnen einen Erzählraum. Um mögliche Unsicherheiten oder Nervosität abzubauen, erweisen sich unterstützende und ressourcenorientierte Interventionen sowie behutsame Paraphrasierungen als hilfreich.

Der Übergang von der Initialphase zur Aktionsphase erfolgt in der Regel durch eine Auftragsklärung (Hintenberger 2019). Niedrigschwellige Beratungseinrichtungen berichten, dass in Chats, die vollständig anonym genutzt werden können, häufig mit einer sehr emotionalen Darstellung der eigenen Befindlichkeit begonnen wird. Das sonst übliche »Socialising« zu Beginn eines Chats findet in der Regel nicht statt.

Beispiele für Auftragsklärungen im Chat:

- »Also, wenn ich das richtig verstanden habe, dann benötigen Sie vor allem Informationen zu …«
- »Wäre es denn für dich eine Unterstützung, wenn wir heute gemeinsam versuchen, herauszufinden, …?«
- »Ich könnte mir vorstellen: Zunächst einmal brauchen Sie vor allem Zeit und Raum, um die gesamte Situation nochmals zu erzählen. Stimmt das für Sie auch so?«
- »Hm, wenn ich das richtig verstanden habe, dann stehst du vor folgender Entscheidung: …«
- »Wenn du am Ende des Chats sagst: Okay, der Chat war hilfreich für mich: Welche Fragen von dir wurden denn dann beantwortet?«

AKTIONSPHASE In der Aktionsphase erfolgt eine gemeinsame Bearbeitung der zuvor definierten Fragestellung entlang des vereinbarten Arbeitsauftrags. Dies führt entweder zu einer inhaltlichen Vertiefung und/oder zu einer stärkeren emotionalen Auseinandersetzung. Im Idealfall eröffnet dieser Prozess der Rat suchenden Person neue Einsichten, Erfahrungen und Wissensbereiche sowie die Bereitschaft, alternative Denk- und Verhaltensmuster in Betracht zu ziehen. Schriftbasierte Interventionstechniken zielen darauf ab, die medial bedingte Distanz zu überwinden.

Da die Produktion des Textes und seine Rezeption nicht gleichzeitig erfolgen, kommt es im Chat leicht zu Missverständnissen und Kommunikationsstörungen. Daher ist es empfehlenswert, ein besonderes Augenmerk auf das »Turn-Taking«, also den Sprecherwechsel, zu legen. Dieser wird in der Regel durch nonverbale und paraverbale Phänomene gesteuert. So kann beispielsweise das Senken der Stimme während eines Gesprächs als Signal an den Gesprächspartner gewertet werden, dass der Redebeitrag beendet ist und ein Sprecherwechsel eingeleitet werden soll. Aufgrund der Nicht-Simultanität von Produktion und Rezeption sind im Chat alternative Möglichkeiten zur Steuerung des Sprecherwechsels erforderlich. Von besonderer Relevanz ist das »Chunken«, also die Aufteilung von Inhalten in kleinere Einheiten (Hintenberger 2009). Dabei wird der Text an einer klar definierten Stelle unterbrochen, um zu verdeutlichen, dass noch eine Fortsetzung folgt. Dies ermöglicht es der Leserin auch, den Text in einem entspannteren Modus zu erfassen, da die Inhalte sequenziell aufgefasst werden können. Zudem wird der im Chat häufig vorherrschende Impuls, sofort zurückzuschreiben, abgeschwächt, was zu einer Entschleunigung der Kommunikation führt.

Insgesamt ist die Chatberatung durch eine Vielzahl divergierender Interventionsstrategien gekennzeichnet. Empfohlen wird einerseits eine Entschleunigung der Kommunikationsprozesse, andererseits aber auch eine Beschleunigung der Kommunikationsübertragung. Diese

Zielsetzung kann insbesondere durch schriftliche Ökonomisierungsstrategien wie Kleinschreibung, eine sparsame Verwendung der Interpunktion, den Einsatz von Abkürzungen und Akronymen sowie den Verzicht auf die Korrektur von Fehlern erreicht werden. Raum- und zeitöffnende Fragen oder auch handlungskommentierende Äußerungen für Reflexionsphasen helfen bei der Entschleunigung. Der Wunsch nach Kommunikationsunterbrechungen, um zum Beispiel Nachdenkpausen oder Nichtverstehen zu signalisieren, wird im Face-to-Face-Kontext primär über nonverbale Mimik und Gestik vermittelt. Diese Möglichkeiten sind jedoch im Rahmen einer schriftbasierten Kommunikation nicht gegeben und müssen daher aktiv in die Kommunikation eingebracht werden: »Das verstehe ich jetzt nicht, das war mir zu kompliziert« oder »So, jetzt muss ich kurz mal überlegen, wie ich das noch anders beschreiben könnte«.

INTEGRATIONSPHASE Diese meist kurze Phase am Ende eines Chats dient der gemeinsamen Reflexion des Beratungsprozesses und der Zusammenfassung der gewonnenen Erkenntnisse. Dadurch entsteht eine Grundlage für die notwendigen Integrationsschritte zur Vorbereitung möglicher Veränderungen. Die während des Chats behandelten Inhalte sollten idealerweise ein vertieftes Verständnis fördern, indem Erfahrungen und Erkenntnisse nicht isoliert betrachtet, sondern in einen größeren Kontext eingebettet werden. Dafür ist die Bereitschaft erforderlich, eine exzentrische Position einzunehmen, also bewusst die eigene Perspektive zu verlassen und das eigene Erleben von außen zu betrachten. Eine solche distanzierte Sichtweise erleichtert das Erkennen von Mustern und Zusammenhängen, die zuvor verborgen geblieben sind. Ein tieferes Verständnis hilft letztlich, persönliche Erfahrungen in einen größeren Rahmen einzuordnen.

Beispiele für solche Formulierungen sind:

- »welche erkenntnisse aus diesem chat sind dir momentan besonders wichtig?«

- »Was bedeuten die Inhalte und Erkenntnisse des heutigen Chats für Ihre momentane Situation?«
- »wenn unser gemeinsamer chat eine überschrift hätte, welche wäre das?«
- »Nehmen wir an, jemand, der Ihnen wohlgesonnen ist, hätte unseren Chat bis hierher mitgelesen. Wie würde die Person den Inhalt zusammenfassen. Was würde sie sagen, war die wichtigste Erkenntnis in diesem Chat?«

NEUORIENTIERUNGSPHASE In der Phase der Neuorientierung werden erste Veränderungsszenarien entworfen und mögliche Lösungsansätze geprüft. Die Beantwortung der Frage »Was könnte der nächste (kleine) Schritt sein?« ist ein zentrales Element dieser Phase. Diese Frage dient als Orientierungshilfe, um konkrete und umsetzbare Veränderungen in den Alltag zu integrieren.

Die schriftliche Beratung erweist sich in diesem Zusammenhang als besonders hilfreich, da sie den Ratsuchenden die Möglichkeit bietet, die nächsten Schritte klar zu formulieren, zu speichern oder auszudrucken. Auf diese Weise kann die praktische Umsetzung vorbereitet werden. Eine strukturierte und nachhaltige Herangehensweise fördert das Veränderungsmanagement der Klientinnen in effektiver Weise. Beispielhafte Fragen wären:

- »Was könnte der nächste kleine Schritt sein, den Sie gerne ausprobieren möchten?«
- »Was glauben Sie: Welche Sätze oder Ideen oder Erkenntnisse aus diesem Chat lohnen sich abzuspeichern oder auszudrucken?«

Die synchron-schriftbasierte Beratung und Therapie bietet eine wertvolle Möglichkeit, Ratsuchende zeitnah, niedrigschwellig und intensiv zu begleiten. Wer es schafft, Struktur und Flexibilität, Nähe und professionelle Distanz bewusst auszubalancieren, kann das Potenzial dieses

Mediums voll ausschöpfen. Eine klare Haltung, gezielte Interventionen und ein sensibler Umgang mit der eigenen Sprache bilden dabei die Grundlage für wirksame Veränderungsprozesse.

Interaktionsorientiertes Schreiben

Schriftbasierte Online-Beratung, wie sie in der E-Mail-, Chat- und Messengerkommunikation stattfindet, ist durch spezifische Anforderungen an die Gestaltung von Sprache gekennzeichnet. In der psychosozialen und psychiatrischen Arbeit erlangen interaktionsorientierte Verschriftlichungsstrategien eine zentrale Bedeutung, da sie dazu beitragen, Nähe und Vertrautheit herzustellen, obwohl Schrift per se als Medium der Distanz gilt (Engels & Hintenberger 2023).

Die schriftliche Kodierung der Kommunikation führt zunächst zum Verlust nonverbaler Signale, die in Face-to-Face-Situationen eine zentrale Rolle spielen. Die Möglichkeit, auf emotionale Nuancen einzugehen und Missverständnisse zu vermeiden, ist ohne Gestik, Mimik und Stimmvariationen deutlich eingeschränkt. Bestimmte sprachliche Mittel wie die Verwendung von Emojis, Füllwörtern oder lexikalischen Besonderheiten dienen der Simulation von Nähe und Spontaneität, die im mündlichen Gespräch als selbstverständlich vorausgesetzt werden. Ziel ist es, dass sich der Text trotz der akustisch-visuellen Abwesenheit der Dialogpartner beim Lesen unter Einbeziehung aller Sinneskanäle in verschiedenen Facetten aktualisiert. Mit anderen Worten: Der Text sollte so gestaltet sein, dass die Qualität eines Dialogs erhalten bleibt und auch im asynchronen Modus eine Abfolge gemeinsamer Gegenwartsmomente möglich wird.

Soziokulturelle Veränderungen manifestieren sich in einem entsprechenden Wandel des Kommunikationsverhaltens. Dies ist auch im digitalen Zeitalter zu beobachten. So werden seit einiger Zeit Inhalte, die früher ausschließlich in Gesprächen kommuniziert wurden, zunehmend schriftlich ausgetauscht. Folgerichtig kommt es in der schriftlichen Kommunikation zu einer Anreicherung mit zahlreichen als »mündlichkeitsspezifisch« definierten Elementen. Manche dieser Entwicklungen verlaufen auch parallel. So gewinnt derzeit die gesprochene Sprache durch den Austausch von Audionachrichten wieder an Bedeutung, ohne dass der dialogorientierte Austausch in schriftlicher Form verschwindet.

SPRACHWIRKUNG Dennoch kann auch in diesem Zusammenhang zwischen »mündlich« und »schriftlich« unterschieden werden. Im Gegensatz zur geschriebenen Sprache, die dauerhaft gespeichert wird, ist die gesprochene Sprache flüchtig. Durch die Tatsache, dass unser Gedächtnis Informationen eher sinngemäß als wörtlich speichert, geht ein Teil der Genauigkeit verloren. Hier kommt wieder ein entscheidender Vorteil der schriftlichen Kommunikation zum Tragen, der auch in der Online-Beratung genutzt werden kann: Die Antworten der Beraterinnen sind jederzeit und wiederholt abrufbar, was ein vertieftes Verstehen und Reflektieren ermöglicht. Gesprochenes verklingt unwiderruflich, kann aber auch nicht mehr zurückgenommen werden. Dies verleiht dem spontanen Gespräch einen besonderen Reiz. Die schriftliche Form hingegen erlaubt es, Formulierungen vor dem Absenden zu überprüfen und anzupassen.

Die eigentliche Herausforderung bei der schriftlichen Online-Beratung liegt im Fehlen nonverbaler Signale wie Mimik und Gestik. Die Wirkung der eigenen Worte auf den Gesprächspartner kann nicht überprüft werden. Um Missverständnisse und Kränkungen zu vermeiden, ist es daher wichtig, auf sprachliche Mittel zurückzugreifen, die das »Festschreiben« abschwächen. Dazu gehören der Konjunktiv, um Aussagen zu relativieren, sowie Formulierungen, die die eigene Meinung als subjektiv kennzeichnen (siehe auch Imo & Lanwer 2019; Engels & Hintenberger 2023).

Während bislang das Ziel schriftlicher Textproduktionen darin bestand, Inhalte präzise, grammatisch und stilistisch einwandfrei abzubilden, führte die Erweiterung in den digitalen Raum zu einer Veränderung dieser Zielsetzung. Im dialogischen Austausch ist es nicht mehr notwendig, dass der Text eine hohe Komplexität aufweist, um aus sich heraus verständlich zu bleiben. Es genügt, wenn die beteiligten Dialogpartner den Inhalt verstehen. Dafür wird etwas anderes wichtig: Form und Inhalt der schriftlichen Kommunikation müssen so gestaltet sein, dass eine Beziehung aufgebaut und aufrechterhalten werden kann. Dies erfordert die Verwendung ganz anderer Stilmittel als bisher in der Schriftsprache üblich. Notwendig sind Elemente, die zumeist der gesprochenen Sprache entlehnt sind. Darüber hinaus kommen Ausdrucksformen zum Einsatz, die vor dem digitalen Zeitalter weder in der schriftlichen noch in der mündlichen Kommunikation verwendet wurden. Dazu zählen beispielsweise Emojis und Memes (Storrer 2018).

Diese Art zu schreiben wird von Angelika Storrer (2018) als interaktionsorientierter Schreibstil bezeichnet, der darauf fokussiert, einen aktuellen, dialogischen Kommunikationsprozess zu realisieren. Er ist nicht dafür gedacht, die Inhalte zu einem späteren Zeitpunkt losgelöst von Situation und Kontext erneut zu lesen. Dies führt zu einer effizienteren Kommunikation, da Rückbezüge nicht neu formuliert werden müssen. Es geht weniger um die Einhaltung schriftsprachlicher Regeln und Normen als um davon losgelöste Funktionen der Nachricht.

Emoticons und Emojis sind Elemente einer internetbasierten Kommunikation, die ursprünglich dazu dienten, Mimik und Gestik nachzuahmen. Emojis stellen mittlerweile jedoch auch Gegenstände, Szenen und Symbole dar. Sie werden genutzt, um Emotionen zu kommentieren (sei es eigene oder fremde Aussagen), Ironie zu markieren, das Gesagte zu illustrieren oder nonverbale Handlungen nachzuahmen. Da sie bewusst eingesetzt werden, fehlt ihnen aber im Vergleich zu spontanen körperlichen Reaktionen das unbewusste Element.

ABBILDUNG 5

Interaktionsorientierter Schreibstil

Originaler Schreibstil	Interaktionsorientierter Schreibstil
Guten Tag, Maria! Ich habe mir beim Lesen Ihrer Zeilen versucht vorzustellen, wie es Ihnen wohl in dieser Beziehung geht. Auf der einen Seite wirken Sie glücklich, so als würde Ihnen diese Beziehung viel Sicherheit geben, Ihnen einen angenehmen Alltag bereiten und auch Ihrer Tochter ermöglichen, noch einmal »Familie« zu erleben. Auf der anderen Seite scheint Ihnen aber das Aufregende und Lustvolle zu fehlen, sodass man, von außen gesehen, fast von einer geschwisterlichen Beziehung sprechen könnte. Möglicherweise ist dies genau der Punkt, an dem Sie sich nicht gut genug gesehen und bestätigt fühlen. Liege ich hier mit meiner Vermutung richtig?	Guten Tag, Maria! *Hm,* ich habe mir beim Lesen Ihrer Zeilen versucht vorzustellen, wie es Ihnen wohl in dieser Beziehung geht. *Also eigentlich* wirken Sie *ja* glücklich, so als würde Ihnen diese Beziehung schon recht viel Sicherheit geben. Und Ihnen einen – *wie soll ich sagen* – angenehmen Alltag bereiten und auch Ihrer Tochter ermöglichen, noch einmal »Familie« zu erleben. *Aber wissen Sie, Maria,* wenn ich Ihre Zeilen so lese, dann *frage ich mich gerade,* ob Ihnen das Aufregende und Lustvolle momentan nicht *doch* etwas fehlt? Kann es sein, dass man von außen gesehen, fast von einer geschwisterlichen Beziehung sprechen könnte? *Na ja,* und möglicherweise ist das genau der Punkt, wo Sie sich nicht gut genug gesehen und bestätigt fühlen. Liege ich *denn* hier mit meiner Vermutung richtig?

BEISPIEL

> »Das klingt wirklich anstrengend 😣. Dieses ständige Gefühl, nicht zur Ruhe zu kommen, kann unglaublich erschöpfend sein. Vielleicht können wir gemeinsam überlegen, wie du dir ganz kleine Auszeiten einplanen kannst – nur für dich 🧘 ♀.«

Die stilistischen Eigenheiten interaktionsorientierten Schreibens kommen in der Chat- und Messengerberatung am deutlichsten zum Tragen. In der Mailberatung hingegen findet eine dosierte Anwendung in Form eines dialogorientierten Schreibens statt. Die Gegenüberstellung der folgenden Texte demonstriert, dass bereits mit einfachen Mitteln eine »fingierte

Mündlichkeit« (Storrer 2018, S. 221) realisiert werden kann. Das Beispiel zeigt auch, wie ein interaktionsorientierter Schreibstil die Atmosphäre beeinflusst, ohne den Inhalt zu verändern. Die kursive Formatierung kennzeichnet die Änderungen gegenüber dem Originaltext.

Der messengerbasierte Modus in der Praxis

Sylvia Engels und Petra Risau (2024) weisen zu Recht auf die Besonderheiten von Messengertools hin, wenn sie von einem schnellen Wechsel zwischen asynchroner und synchroner Kommunikation sprechen. Für die Beratung ergibt sich daraus eine größere zeitliche und inhaltliche Flexibilität, die zur Intensivierung oder auch zur Reduktion genutzt werden kann. Allerdings erzeugt die zeitliche Variabilität Unsicherheiten und es droht ein wichtiger Aspekt struktureller Sicherheit verloren zu gehen. Eine transparente Kommunikation der Rahmenbedingungen ist daher von entscheidender Bedeutung für helfende Berufe. Werden Nachrichten nur zu bestimmten Zeiten beantwortet? Ist eine zeitsynchrone Kommunikation möglich? Wird die Kontinuität der Beratung durch eine Person oder durch ein Team gewährleistet?

In einigen Institutionen wird diskutiert, die individuelle Beziehungskontinuität zugunsten einer »Teamkontinuität« aufzugeben, um den Druck der zeitlichen Unberechenbarkeit abzumildern. Die Gestaltung der Interaktion kann dabei variieren. Von der gleichzeitigen Verfügbarkeit und Antwortbereitschaft der Beteiligten hängt es ab, ob eine teilweise chatartige, nahezu synchrone Kommunikation oder eine eher asynchrone, E-Mail-ähnliche Konversation entsteht. In der Praxis manifestiert sich diese Art der Kommunikation häufig als fortlaufende Konversation, die durch eine implizite Vereinbarung gekennzeichnet ist, zeitnah zu antworten. Daher ist es von entscheidender Bedeutung, dass das Interaktionsmanagement bei der Nutzung eines Messengers klar und transparent gestaltet wird, indem vordefinierte Antwortzeiten oder auch geplante Zeiten für synchrone Kommunikation festgelegt werden.

Der wesentliche Vorteil dieses Kommunikationskanals besteht darin, dass Nachrichten samt multimedialen Inhalten in einem fortlaufenden Stream erscheinen und wiederholt abgerufen werden können. Messengerdienste haben sich in diesem Zusammenhang als wahre Alleskönner entpuppt, da sie sowohl schrift- als auch audio- und videobasierte Kommunikationsströme realisieren können. Es ist möglich, Kurznachrichten zeitversetzt zu versenden oder auch eine synchrone Kommunikation als Chat abzubilden. Es können Hyperlinks, Videos und Textdateien angehängt, Telefon- oder Videoanrufe initiiert und Audionachrichten hinterlassen werden. Die vielfältigen Einsatzmöglichkeiten eines Messengers machen ihn zu einem universell einsetzbaren digitalen Werkzeug, das sich in vielen Situationen als »Schweizer Taschenmesser« der digitalen Kommunikation präsentiert. Im Folgenden werden einige konkrete Einsatzmöglichkeiten und beispielhafte Szenarien skizziert, die das Potenzial von Messengern im psychosozialen Kontext verdeutlichen.

Messengerkommunikation ermöglicht (siehe auch Engelhardt & Piekorz 2022):

- Der Beratungsverlauf kann auf einen Blick sichtbar und multimedial nachhaltig verfügbar gemacht werden.
- Der Output aus dem Face-to-Face-Kontext wie Genogrammaufnahmen, Bilder oder Aufstellungen kann versendet werden. Der Messengerstream kann so auch zur Dokumentation des Beratungs- und Therapiegeschehens verwendet werden.
- Entspannungs- oder Imaginationsanleitungen können mit der Stimme des Beraters aufgenommen und als Audiodatei zur Verfügung gestellt werden.
- Es ist möglich, Hausaufgaben oder Alltagserfahrungen per Messenger zu begleiten. Auch für Klientinnen ist es einfacher, aktuelle Hausaufgaben, Alltagserfahrungen etc. mit dem Smartphone zu

dokumentieren. Jugendliche können zum Beispiel angeregt werden, mithilfe des Messengers ein Meme-Tagebuch zu führen.

- Kurznachrichten oder Audionachrichten werden zur digitalen Überbrückung in Krisensituationen oder als Motivation zum Ausprobieren neuer Verhaltensmuster zur Verfügung gestellt.
- Die Kontaktaufnahme und die Begleitung von Klientinnen können niedrigschwellig gestaltet werden.
- Spezifische Themen, die im Face-to-Face-Kontext noch keinen Platz haben, können schriftlich kommuniziert werden. Die schriftliche Kommunikation kann dabei mit individuellen Zeitfenstern und unterschiedlichen Modi (synchron/asynchron) erfolgen.
- Informationen und Zusatzmaterial können leicht übermittelt werden.
- Impulse können durch Texte, Videos, Bilder, Links, Informationen schnell versendet werden.
- Multimediale Quergänge sind möglich (Resonanz per Video, Schreiben eines Texts, Gestaltung eines digitalen Bildes u. v. m).

Eine Besonderheit, die im professionellen Kontext bisher wenig genutzt wird, ist der Einsatz von Audionachrichten. Die eigene Stimme kann der Nachricht im wahrsten Sinne des Wortes einen besonderen Klang (Authentizität) und damit eine besondere Bedeutung verleihen.
> Audionachrichten, Seiten 79f.

Potenzielle Einsatzgebiete sind (siehe auch Engels & Risau 2024):

- Zielgruppen, denen audiobasierte Kommunikation leichter fällt als schriftliche (z.B. Menschen mit einem Migrationshintergrund),
- Inhalte, die mit einer individuellen Note versehen werden sollen,
- Anleitungen für Übungen oder Zusammenfassungen und Reflexionen, die wiederholt angehört werden können und nicht verhallen,
- vertrauensfördernde und krisenstabilisierende Nachrichten, die auch in Abwesenheit des Beraters oder der Therapeutin als audiobasierte Übergangsobjekte genutzt werden können.

Beim Einsatz von Messengern sind jedoch auch Problembereiche zu beachten. Die Ratsuchenden sind den Umgang mit Messengerdiensten aus ihrem Alltag gewohnt. Als Berater gilt es deshalb, darauf zu achten, die professionelle Distanz zu wahren, auch wenn seitens der Ratsuchenden ein sehr freundschaftlicher Ton als »Begleitmusik« verwendet wird. Gleiches gilt für den Antwortzeitraum, der klar kommuniziert werden muss. Die Nutzung des Messengers erfolgt häufig in Form einer Art »Zwischendurch-Kommunikation«. Die Nachrichten können auf dem Weg zur Arbeit geschrieben werden oder an einem Ort mit vielen Außenreizen, der nur bedingt Schutz für sehr persönliche Themen bietet. Auch die Beraterinnen könnten verführt sein, den Safe Place eines Beratungs- oder Therapieraums beim Schreiben ihrer Antworten zu verlassen. In der Regel wird der Messenger nicht zum Verfassen längerer Texte genutzt. Eine differenzierte Darstellung der eigenen Situation ist daher kaum möglich.

BEISPIEL

Aus einer Messengerberatung aus dem Kontext der Berufs- und Bildungsberatung:

13:03 **Klientin:** Mahlzeit, ich habe gerade Ihre Telefonnummer gefunden und hätte ein paar Fragen.

13:05 **Beraterin:** Gerne! Was sind denn Ihre Fragen?

13:05 **Klientin:** Und zwar bin ich letzten Monat mit meiner Floristik-Lehre fertig geworden und würde aber noch weiter Ausbildungen machen, da ich noch 20 bin. Leider kenne ich mich kaum aus, wo und wie man Ausbildungen macht. Ich war bei einem Neuorientierungsgespräch, aber ich habe nur gehört, ich soll ja nicht kündigen. Aber ich möchte etwas anderes machen. Ich würde gerne so etwas wie Operationsassistentin werden. Ich weiß nicht, ob ich hier richtig bin, habe gedacht, ich frage mal nach. LG Hannah

13:11 **Beraterin:** Ja, da sind Sie bei uns genau richtig! 😊

14:14 **Klientin:** Ohh super 😃

14:16 **Beraterin:** Sie interessieren sich also für Berufe im medizinischen Bereich. Da gibt es mehrere Möglichkeiten.

14:20 **Beraterin:** Aktuell können Sie zum Beispiel das geförderte Programm »Jobs plus Ausbildung« nutzen: https://www.beispiel.at.

14:21 **Beraterin:** Das Tolle dran ist, dass Sie während der (kostenlosen) Ausbildung finanzielle Unterstützung bekommen und danach einen fixen Job haben. Aber Sie müssen rechtzeitig vor Ausbildungsstart kündigen.

14:29 **Klientin:** Super!! Ich meine, so ganz sicher bin ich mir ja noch nicht. Was Soziales würde mich auch interessieren 🤔

15:01 **Beraterin:** Dann machen wir vielleicht nochmals einen kleinen Schritt zurück. Darf ich Sie fragen, was Sie sich von einem Berufswechsel erwarten?

15:15 **Klientin:** Hm, weiß nicht so recht …

15:45 **Beraterin:** Ich muss für heute Schluss machen und kann morgen ab 09:00 wieder antworten.
Aber ich hätte da noch eine Idee: Eine Anregung von mir wäre, dass Sie bis morgen ein Meme gestalten, indem sich Ihre Wünsche und Erwartungen an einen neuen Job spiegeln. Es können auch mehrere Memes sein 😉. Könnten Sie sich das vorstellen?

15:47 **Klientin:** Oh, das finde ich eine super idee.
Dann bis morgen 👋.

Das Fallbeispiel veranschaulicht die neuen Möglichkeiten, die sich durch die Messengerkommunikation hinsichtlich der Gestaltung von Zeiträumen eröffnen. Eine Intensivierung, wie sie aus dem Chat bekannt ist, findet ebenso wenig statt wie eine zeitliche Dehnung, wie sie für die E-Mail-Kommunikation typisch ist. Es entsteht der Eindruck, dass der Dialog parallel zu einer anderen Tätigkeit stattfindet. Die Darstellungsform über Sehflächen ermöglicht jedoch die Herstellung von Kohärenz, auch wenn die Kommunikation auf den ersten Blick fragmentiert erscheint. Die Beiträge sind mit einer Ausnahme kürzer und prägnanter; in der einzigen längeren Sequenz verabschiedet sich die Klientin interessanterweise mit einem »LG Hannah« und übernimmt damit vermutlich unbewusst die Gepflogenheiten eines Maildialogs. Auffällig ist auch die häufigere Kommentierung des Textes durch ikonische Codierungen.
> Texte schreiben, Seiten 77f.

Zusammenfassend lässt sich sagen, dass Messengertools ein vielversprechendes Werkzeug für die Beratungspraxis darstellen, aber auch neue Herausforderungen mit sich bringen. Um das Potenzial dieser Kommunikationsform auszuschöpfen und gleichzeitig die Risiken zu minimieren, sind weitere Forschung und die Entwicklung klarer ethischer Richtlinien unerlässlich.

Trotz der Befreiung von sprachformalen Regeln gilt es in der Messengerkommunikation psychosozialer und psychiatrischer Hilfen, die Rahmenbedingungen klar zu benennen, Nähe und Distanz in einer fachlichen Ausgewogenheit zu halten und nicht in einen freundschaftlichen Habitus zu verfallen.

Sich zugewandt ansehen – der videobasierte Modus

Die Nutzung von Videokonferenztools im psychosozialen und psychiatrischen Kontext ist seit der Coronapandemie sprunghaft angestiegen. Als Hauptvorteil dieses Kanals wird oft die Möglichkeit der audiovisuellen Präsenz genannt, ohne am selben Ort anwesend sein zu müssen. Dabei wird jedoch übersehen, dass videobasierte Kommunikation weit mehr zu bieten hat. Da die meisten Videokonferenzsysteme zusätzliche Tools wie Screensharing, Textchat, Breakout-Räume, Whiteboards, Umfragefunktionen, bildliche Symbolisierung durch Emojis, Aufzeichnungsmöglichkeit etc. zur Verfügung stellen, können je nach Situation unterschiedliche Medien eingesetzt werden.

Für einen hinreichend guten Aufbau der therapeutischen Arbeitsbeziehung sind einige Rahmungen notwendig. Therapie und Beratung finden in der Regel an einem geschützten Ort statt. Es gibt eine (manchmal auch unausgesprochene) Übereinkunft, dass von diesem Ort nichts nach außen dringt, niemand mithören kann und auch keine Außenstehenden diesen Ort betreten. Nur so ist es den Patientinnen und Patienten möglich, sich zu öffnen und ihre Geschichte zu erzählen.

Im videobasierten Kontext ist dieser Safe Place jedoch in mehrfacher Hinsicht gefährdet. So können Klienten und Klientinnen beispielsweise nicht überprüfen, ob sich noch andere Personen im Raum der Therapeutin befinden. Je nach biografischen Erfahrungen der Patienten kann es daher sinnvoll sein, zu Beginn einer Sitzung den Raum mit der Kamera auszuleuchten oder eine Weitwinkeleinstellung zu wählen. Ebenso notwendig ist die mündliche und/oder schriftliche Zusicherung, dass keine audiovisuellen Aufzeichnungen gemacht werden. Die Fachkraft sollte auch die Klienten dafür sensibilisieren, ebenfalls für einen sicheren Ort während der Videokonferenz zu sorgen.

Findet die videobasierte Therapie im Rahmen eines Blended-Konzeptes statt, stellt sich die Frage, ob die Übertragung aus dem bereits bekannten Therapieraum oder, für die Patientin vielleicht überraschend, aus einem neuen Raum erfolgt. Idealerweise handelt es sich dabei nicht um die Privaträume des Therapeuten, allenfalls kann ein speziell dafür eingerichtetes Büro zur Verfügung stehen. Der Therapeut muss sich sehr genau überlegen, welche Wirkung der zur Verfügung gestellte szenische Rahmen hat. > Blended-Konzepte, Seiten 24ff.

Wer häufig in diesem Setting arbeitet, kommt nicht umhin, in eine gewisse technische Ausstattung investieren zu müssen. Es ist immer wieder interessant, zu beobachten, dass für den Therapie- und Beratungsraum ausreichend Materialien zur Verfügung stehen und oft hohe Summen in die ästhetische Gestaltung des Raumes investiert werden, während diese Überlegungen im digitalen Kontext kaum eine Rolle spielen. Hier kommt möglicherweise der »Nur-digital-Kategorienfehler« zum Tragen, bei dem übersehen wird, dass es keine virtuelle Kommunikation gibt, sondern nur reale Kommunikation unter den Bedingungen des Digitalen.

Um einen sicheren Ort zu schaffen, ist es daher unerlässlich, eine stabile Verbindung, eine gute Ton- und Bildqualität sowie natürlich einen ausreichenden Datenschutz zu gewährleisten. Zu einer Grundausstattung gehören neben einem Computer oder Laptop ein externes Mikrofon, eine externe Kamera, spezielle Lichtquellen, die die beratende Person idealerweise von vorn ausleuchten, sowie ein abgegrenzter Bereich für Aufzeichnungen und Präsentationen, der bei Bedarf von der Kamera erfasst werden kann. Als hilfreich haben sich auch ein zweiter Bildschirm sowie ein Tablet für handschriftliche Eingaben oder Skizzen erwiesen. Bei der ästhetischen Gestaltung des Bildausschnitts spielt vor allem eine beruhigende Farbgestaltung eine wichtige Rolle. Überladene oder bunte Bildausschnitte wirken meist unruhig. Bewährt hat sich hingegen, wenn ein visueller Ankerpunkt, also ein Bild, eine Pflanze oder ein Symbol im Raum zur Verfügung gestellt wird, auf den die Klientinnen ihre Aufmerksamkeit richten können. Dies impliziert bereits, dass vom Einsatz virtueller Hintergründe (auch von einem »verschwommenen« Design) Abstand genommen werden sollte.

Die meisten Videokonferenzsysteme haben bereits eine Reihe zusätzlicher Tools mit an Bord, die über die audiovisuelle Kommunikation hinausgehen. Zusammen mit der Grundausstattung ergibt sich dadurch eine Vielzahl an Interventionsmöglichkeiten, die sich rund um diese Funktionen gruppieren (Hintenberger & Böckle 2023): Bildschirm teilen, Whiteboard, textbasierter Chat, Kamera.

BILDSCHIRMTEILUNG Screensharing hat sich in der videobasierten Therapie als ein wesentliches Instrument zur Intensivierung und Erweiterung der Interaktion zwischen Therapeutin und Klientin etabliert. Die Möglichkeit, visuelle Inhalte in Echtzeit zu präsentieren und kollaborativ zu bearbeiten, erleichtert den Beratungs- und Therapieprozess erheblich. Emily Engelhardt und Verena Gerner (2017) charakterisieren die Bildschirmfreigabe als zentrale Methode zur Themenvisualisierung und Dokumentation. So können beispielsweise während der Sitzung gemeinsam erstellte Notizen oder Darstellungen geteilt und von beiden Beteiligten bearbeitet werden. In der Sozialen Arbeit sowie in der Bildungs- und Berufsberatung findet diese Technik Anwendung, um kooperative Recherchearbeiten durchzuführen oder spezifische Informationen unmittelbar zu diskutieren. Dabei wird der Klient aktiv in den Prozess eingebunden, indem beide Seiten auf identische visuelle Daten zugreifen (Silfverberg 2020). Dies fördert eine transparente und interaktive Gestaltung des Gesprächsverlaufs und unterstützt die gemeinsame Arbeit an konkreten Zielen. Zudem kann die Bildschirmfreigabe dazu genutzt werden, dass Klientinnen eigenes Material wie Familienfotos oder kreative Werke einbringen.

Die Möglichkeit der Bildschirmfreigabe erlaubt es also Therapeutinnen und Beratern, eine breite Palette von Materialien zur Verfügung zu stellen. Es ist daher ratsam, auf dem eigenen Computer eine nach Stichworten organisierte Sammlung anzulegen (Hintenberger & Böckle 2023):

- psychoedukative Materialien,
- Bilder mit hohem Symbolwert, geordnet nach verschiedenen Themen,
- Bilder und grafische Vorlagen, die sich für eine Bearbeitung mithilfe der Anmerkungs- und Kommentierfunktionen eignen,
- Videos, Podcasts und Musik,
- Texte für bibliotherapeutische Interventionen.

Viele Videokonferenzsysteme bieten zudem integrierte Kommentierwerkzeuge, die gemeinsames Arbeiten direkt auf dem Bildschirm erlauben. Diese Tools funktionieren wie eine Folie, die über das gemeinsam genutzte Bild gelegt wird und das Einfügen eigener Notizen oder grafischer Elemente ermöglicht. Auf diese Weise können Patientinnen ihren emotionalen Zustand durch grafische Markierungen im Bild darstellen oder das Bildmaterial durch Übermalungen und eigene Texte verändern und erweitern. Das Ergebnis kann als Screenshot dauerhaft gespeichert und zur Verfügung gestellt werden.

BEISPIEL

Lisa berichtet, dass sie sich in letzter Zeit oft verloren und orientierungslos fühle. Es fällt ihr schwer, diesen Zustand genauer zu beschreiben und Gründe dafür zu nennen. Der Therapeut schlägt vor, über den geteilten Bildschirm eine Auswahl von Landschaftsbildern zur Verfügung zu stellen: einen dichten Wald, ein Meer, eine Berglandschaft, eine verlassene Wüste, eine ländliche und eine städtische Umgebung. Er bittet Lisa, die Bilder auf sich wirken zu lassen und sich dann mithilfe der Kommentarfunktion in dem Bild zu positionieren, das ihren momentanen Gefühlszustand am besten widerspiegelt. Lisa wählt das Bild des weiten Ozeans. Sie setzt einen Marker in die Mitte des Ozeans, weit weg vom Ufer. »Hier bin ich«,

sagt sie. »Ich treibe orientierungslos dahin, kein Land in Sicht.«
»Was könnte Ihnen helfen, sich sicherer zu fühlen?«
Lisa überlegt und antwortet: »Vielleicht ein Kompass oder ein Boot, das mich ans Ufer bringt.« Sie malt ein kleines Boot in das Bild und fügt einen Kompass hinzu. Durch diese Visualisierung erkennt sie, dass es Hilfsmittel gibt, die sie dabei unterstützen, ihren Weg zu finden. Zum ersten Mal seit Tagen kann sie eine leichte Entspannung wahrnehmen. Gemeinsam mit ihrem Therapeuten bespricht sie erste konkrete Schritte, um mehr Struktur und Sicherheit in ihren Alltag zu bringen.

WHITEBOARD Fast alle Videokonferenzsysteme bieten ein integriertes Whiteboard. Man kann sich dieses Werkzeug als eine Art digitales Flipchart mit Kommentierungswerkzeugen wie Stiften, Markern, Formen und Textfeldern vorstellen. Die Benutzeroberfläche eröffnet ein breites Spektrum an Anwendungsmöglichkeiten, darunter Visualisierungen, die Darstellung von Erklärungsprozessen und Kreisläufen, Themensammlungen, Skalierungen oder Mindmaps. Darüber hinaus kann das Whiteboard auch als kreatives Tool genutzt werden, um mit Farben und Stiften Skizzen, Bilder oder abstrakte Symbolisierungen zu erstellen. Moderne Whiteboards bieten zudem die Möglichkeit, Dateien, Fotos und Videos einzubinden.

BEISPIEL

Eine 45-jährige Patientin (Sabine) mit depressiver Symptomatik zeigt Schwierigkeiten, ihre Lebensgeschichte zu reflektieren und positive sowie negative Erlebnisse zu differenzieren. Das erschwert ihr das Verständnis ihrer aktuellen Situation. Im Rahmen einer Online-Therapiesitzung schlägt der Therapeut vor, ein »Lebenspanorama« zu erstellen, wofür er die Verwendung eines Whiteboards empfiehlt. Dieses visuelle Hilfsmittel dient der Patientin dazu,

wichtige Stationen ihres Lebens darzustellen und ihre Erfahrungen besser zu strukturieren. Wichtige Lebensereignisse, Wendepunkte und emotionale Phasen werden auf einem Zeitstrahl dargestellt, um das Leben der Patientin als »Panorama« zu visualisieren. Der Therapeut öffnet dazu das Whiteboard und zeichnet eine lange horizontale Linie, die Sabines Lebenszeit repräsentiert.
Die Markierungen werden zunächst links mit der Bezeichnung »Geburt« und rechts mit der Bezeichnung »Heute« gesetzt. Der Therapeut bittet die Patientin, wichtige Stationen und Ereignisse ihres Lebens, sowohl positive als auch negative, die für sie relevant waren, zu benennen und auf dem Zeitstrahl zu platzieren. Bei der Erstellung ihres persönlichen Zeitstrahls verwendet Sabine Fotos aus ihrer Biografie, um bestimmte Lebensabschnitte zu illustrieren. Andere wichtige Ereignisse werden von der Klientin mit einem Farbstift symbolisch dargestellt oder in Textform beschrieben. Auf diese Weise entsteht ein vielschichtiges, multimediales Lebenspanorama, das der gemeinsamen Reflexion dient und sowohl wiederkehrende Themen als auch Ressourcen sichtbar werden lässt.

TEXTBASIERTER CHAT Der textbasierte Chat ermöglicht einen Medienwechsel. Diese Vorgehensweise erweist sich insbesondere bei sensiblen Themen als vorteilhaft, da sie Patientinnen die Möglichkeit bietet, ihre Gedanken in einem geschützteren Rahmen zu äußern. Verbunden mit der Aufforderung, Kamera und Mikrofon für kurze Zeit auszuschalten, wird auf den schriftlichen Kanal gewechselt. Damit lassen sich oft erstaunliche Effekte erzielen. Interessanterweise führt dieser Medienwechsel sogar dann zu einer größeren Offenheit, schambesetzte Themen anzusprechen, wenn die Patientinnen genau wissen, wer hinter der ausgeschalteten Kamera sitzt, was das Ansprechen solcher Themen sonst eher erschwert.

Natürlich besteht die Option, während einer Videositzung über den Textchat Links oder Dateien zu teilen. Normalerweise lässt sich der Chatverlauf speichern, sodass wesentliche Inhalte, Übungen oder Absprachen zu Alltagsexperimenten während der Sitzung festgehalten werden können und dem Patienten später zur Verfügung stehen.
> Texte schreiben, Seite 83

Darüber hinaus ermöglicht der Textchat als paralleles Kommunikationsmittel die Übermittlung von Botschaften auf einer Metaebene, ohne den laufenden Dialog zu stören.

KAMERATOOLS Mittlerweile verfügen alle Laptops über eine eingebaute Kamera. Die meisten Videokonferenzsysteme bieten die Möglichkeit, das eigene Bild auf dem Bildschirm auszuschalten (und die Kamera aktiv zu lassen), um die manchmal irritierende Konstellation zu vermeiden, sich selbst im Spiegel zu sehen. Für psychosozial Tätige besteht zudem die Möglichkeit, den Abstand zur Kamera bewusst zu variieren, um sowohl Nähe zu signalisieren als auch Raum zu geben. Dies kann insbesondere bei sensiblen Themen von Vorteil sein. Der Einsatz von Weitwinkelkameras oder Kameras, die der eigenen Bewegung folgen, gekoppelt mit einem Richtmikrofon, erlaubt es, sich im Raum zu bewegen und gleichzeitig gesehen und gehört zu werden. Damit wird die Umsetzung eines Walk-and-Talk-Formats auch in einem videobasierten Setting möglich. Für Therapeutinnen und Berater, die häufig videobasiert arbeiten, lohnt sich der Einsatz einer zweiten Kamera. Damit können zusätzliche Inhalte wie symbolische Darstellungen, Bilder, Texte, Aufstellungen oder grafische Visualisierungen präsentiert werden, ohne dass die Hauptkamera gewechselt werden muss.

Ikonische Reaktionen sind eine interessante Möglichkeit, nonverbale Kommunikation in Echtzeit zu fördern und emotionale Feedbacks oder Stimmungen zu vermitteln. Der Einsatz dieser Methode ermöglicht es Klienten und Klientinnen, spontan auf Fragen des Therapeuten zu reagieren, ohne sich verbal ausdrücken zu müssen. Im Gegensatz zu nonverbalen und paraverbalen Phänomenen werden sie jedoch nicht unbewusst eingesetzt und erhalten dadurch eine andere Bedeutung in der Kommunikation. Mithilfe dieser grafischen Symbolisierungen können auch interaktionell »sichere Signale« als Stoppsignal oder bei Überforderung etabliert werden, da die Gefahrenbeherrschung aufgrund der Dislokation geringer ausgeprägt ist.

Die Investition in die technische Ausstattung lohnt sich auch in der psychiatrischen und psychosozialen Arbeit, um über mehr kommunikative und interaktive Möglichkeiten zu verfügen.

Die vertrauensvolle Atmosphäre der Stimme – der audiobasierte Modus

Der audiobasierte Modus umfasst in erster Linie die Kommunikation über Telefon und Sprachnachrichten, die als monologische Dialoge Eingang in die Alltagskommunikation gefunden haben. Da andere Sinneskanäle eingeschränkt sind, liegt der Fokus zwangsläufig auf dem Hörsinn, wodurch Aspekte wie Klanggestaltung, Tonhöhe, Lautstärke, Sprechtempo und Wortwahl eine besondere Bedeutung erhalten. Der eigene stimmliche Ausdruck verändert sich je nach Zeit, Umgebung und Anlass. Dies geschieht oft unbewusst, kann aber auch gezielt als Stilmittel eingesetzt werden. Gerade bei Audiobeiträgen, die nicht aus dem spontanen Redefluss entstehen, sondern mehrfach aufgenommen werden können, bietet sich die Möglichkeit, bewusst Akzente zu setzen, um dem Inhalt durch die Klanggestaltung eine zusätzliche Bedeutungsebene zu verleihen.

Sylvia Engels und Petra Risau (2024) sehen einen wesentlichen Vorteil von Audionachrichten darin, dass ihre permanente Verfügbarkeit eine wertvolle Ressource im Beratungsprozess darstellt und das Gefühl von Unterstützung, Sicherheit und Selbstbestimmung bei den Ratsuchenden fördert. Audionachrichten können wiederholt abgerufen werden und sind mit individualisierten paraverbalen Phänomenen der jeweiligen Gesprächspartner angereichert. Als asynchrone Kommunikationsmöglichkeit erinnern sie an den kaum noch genutzten Anrufbeantworter. Obwohl Sprachnachrichten viele Vorteile bieten, können sie den Beratungsprozess auch erschweren. Ein Problem besteht darin, dass der natürliche Ablauf eines Gesprächs oder einer schriftlichen Beratung durch eine Audionachricht gestört wird. Hinzu kommt, dass das Anhören, je nach Länge und Inhalt, Zeit sowie eine geschützte Umgebung benötigt, um zu verhindern, dass Unbeteiligte mithören. > Datensicherheit, Seiten 31f., 116

Niedrigschwellige Beratungsangebote (etwa Krisendienste oder Telefonseelsorge) bieten häufig anonyme telefonische Beratung an. Die Kontaktaufnahme erfolgt telefonisch, die Themen der Anrufenden werden in der Regel innerhalb eines begrenzten Zeitraums oder im Rahmen einer einmaligen Beratung bearbeitet. Aufgrund des Fehlens wichtiger Kontextinformationen ist es gerade zu Beginn des Gesprächs wichtig, eine Balance zwischen »Raum geben« und strukturierenden Elementen mit gezielten Fragen zu finden (Wenzel u. a. 2020). Das Anfertigen stichwortartiger Notizen oder grafischer Skizzen kann dabei helfen, die eigene Strukturierung zu unterstützen und das Verständnis der diskutierten Themen zu vertiefen.

Christian H. Sötemann (2019) empfiehlt Telefonberatern, sich intensiv mit der eigenen Stimme und ihrer sogenannten Indifferenzlage auseinanderzusetzen. Diese liegt in einem Frequenzbereich, der es ermöglicht, ohne große Anstrengung zu sprechen. Am einfachsten lässt sich dieser Frequenzbereich identifizieren, indem man einen bejahenden Laut wie »Mhm« verlängert. Ein weiterer Vorteil des Telefonkanals ist die Möglichkeit, sich während des Gesprächs im Raum zu bewegen, also buchstäblich in Bewegung zu bleiben. Auf diese Weise kann auch über räumliche Distanzen hinweg ein Walk-and-Talk-Modus realisiert werden.
> Telefonberatung, Seiten 33, 118

Um fehlende visuelle Hinweise auszugleichen, erfordern Sprach- und Hörsignale bei Therapie und Beratung per Telefon eine besondere Aufmerksamkeit. Dies kann erreicht werden durch:

- die Übersetzung nonverbaler Phänomene in den auditiven Kanal: »Ich höre Ihnen zu«, »Das berührt mich, was Sie gerade erzählen«;
- das direkte Ansprechen von Emotionen: »Da ich Sie momentan nicht sehe, wie fühlen Sie sich gerade?«;
- den bewussten Einsatz von Tonalität und Stimmmodulation, um beispielsweise im Sinne eines Talk-downs zu beruhigen oder durch Lautstärke und Tonlage einen Stimmungswechsel zu signalisieren;
- die Steuerung und/oder Synchronisation der Sprechgeschwindigkeit wie das Tempo zu reduzieren, ein paraverbales Signal der Entschleunigung zu setzen oder sich der Sprechgeschwindigkeit des Gesprächspartners anzupassen, um dadurch einen gemeinsamen Kommunikationsraum zu kreieren;
- das Setzen klarer Sprecherwechselsignale. Eine Reduzierung der Geschwindigkeit und das Absenken der Tonhöhe am Ende eines Satzes verdeutlichen zum Beispiel, dass die Gesprächspartnerin ihren Redeanteil beendet hat.

Der Audiokanal bietet eine flexible und intime Interaktionsmöglichkeit, um durch den bewussten Einsatz von Stimme und Tonalität eine tiefere emotionale Verbindung herzustellen. Die gezielte Nutzung sprachlicher und paraverbaler Elemente ermöglicht es Beratern und Therapeutinnen, einen effektiven und unterstützenden Kommunikationsraum zu schaffen. Trotz der Herausforderungen, die das Fehlen visueller Hinweise mit sich bringt, ermöglicht der Audiokanal durch kreative und achtsame Anwendung eine intensive Kommunikationserfahrung.

Selbstwirksamkeit stärken – der appbasierte Modus

Josef W. Egger (2020) beschreibt Selbstwirksamkeit in Anlehnung an Albert Bandura als Vertrauen einer Person in ihre Fähigkeit, durch eigenes Handeln positive Ergebnisse zu erzielen. Nicht nur in der Psychotherapie nimmt dieses Konzept einen zentralen Stellenwert ein, da der Glaube an die eigene Kompetenz eng mit der Motivation verbunden ist, neue Wege auszuprobieren und damit einhergehend Verhaltensveränderungen zu ermöglichen. Menschen mit einer hohen Selbstwirksamkeitserwartung weisen demnach eine geringere Anfälligkeit für psychische Störungen auf, da sie in der Regel über bessere Copingstrategien verfügen. Empirische Belege hierfür finden sich vor allem im Zusammenhang mit Angststörungen und Depressionen.

DIGA In den letzten Jahren hat sich die digitale Gesundheitsversorgung durch die Integration von Technologien und mobilen Anwendungen rasant weiterentwickelt. *Digitale Gesundheitsanwendungen* (DiGAs) unterstützen Patientinnen bei der Prävention, Behandlung und Nachsorge psychischer Probleme. Das Spektrum der Anwendungen erstreckt sich von reinen Selbsthilfetools bis hin zu umfassend angeleiteten Programmen mit therapeutischer Begleitung. Ihre besondere Stärke liegt in ihrer evidenzbasierten Struktur sowie in der zeitlichen und räumlichen Flexibilität, die sie den Nutzerinnen und Nutzern bieten (Urech u. a. 2022). In Deutschland unterliegen DiGAs den Regelungen des Digitalen Versorgungsgesetzes (DVG). Die Kosten für den Einsatz zugelassener DiGAs werden unter der Voraussetzung einer empirisch nachgewiesenen Wirksamkeit von den Krankenkassen übernommen (siehe https://diga.bfarm.de/de/verzeichnis).

Ein zentrales Ziel dieser Anwendungen ist es, die Selbstwirksamkeit der Patienten zu fördern, also die Überzeugung, schwierige Situationen durch eigenes Handeln bewältigen zu können. Digitale

Gesundheitsanwendungen nutzen dabei verschiedene psychologische Mechanismen, um dieses Ziel zu erreichen. So ist es zum Beispiel möglich, individuelle Ziele zu setzen, Fortschritte zu verfolgen und dadurch das Gefühl der eigenen Kontrolle zu erhöhen. Belohnungssysteme mit Tokens oder Fortschrittsanzeigen motivieren zur fortgesetzten Nutzung, da die Rückmeldung zu eigenen Erfolgen sofort geschieht. Zudem sind diese Programme sehr strukturiert in Form von Modulen aufgebaut, wodurch ein Durcharbeiten im eigenen Tempo ermöglicht wird. Der Erfolg, der sich einstellt, kann dem eigenen Tun zugeschrieben werden. Es ist jedoch zu bedenken, dass die Anwendung ein hohes Maß an Selbststeuerung erfordert, was Nutzende schnell überfordern kann. Bei Patienten, die keinen Erfolg durch die App erzielen, könnte sich die Selbstwirksamkeitserwartung sogar verringern.

Die Nutzer und Nutzerinnen erarbeiten eigenständig therapeutische Inhalte, die mittels Videos, Audiodateien, Texten, Übungen sowie Selbstmonitoring vermittelt werden. Deprexis beispielsweise nutzt zusätzlich automatisierte virtuelle Dialoge, bei denen die Antworten und Inhalte entsprechend dem Kommunikationsstil der Nutzenden angepasst werden (Schreiter u. a. 2023). Die meisten Module sind so konzipiert, dass sie innerhalb eines Zeitraums von sechs bis zwölf Wochen absolviert werden können. In geleiteten Selbsthilfeprogrammen besteht zudem die Möglichkeit eines regelmäßigen Kontakts mit Therapeuten. Inhaltlich sind diese Apps zumeist auf der Grundlage der kognitiven Verhaltensthcrapie konzipiert und beinhalten Elemente wie Psychoeduktion, Exposition, den Umgang mit dysfunktionalen Kognitionen, Entspannungsverfahren und Rückfallprophylaxe.

WIRKSAMKEIT Die Wirksamkeit von DiGAs ist gut dokumentiert. Untersuchungen belegen, dass angeleitete Programme, also solche, bei denen Patientinnen zusätzlich Unterstützung durch Therapeutinnen erhalten (etwa in Form von kurzen, in der Regel wöchentlichen Nachrichten zur Motivationssteigerung), mittlere bis große Effektstärken aufweisen, die mit klassischen Face-to-Face-Therapien durchaus vergleichbar sind. Es konnte festgestellt werden, dass angeleitete Selbsthilfeprogramme in der Regel eine höhere Wirksamkeit aufweisen als ungeleitete. Insbesondere die Kombination aus psychoedukativen Inhalten, kognitiver Umstrukturierung und Verhaltensaktivierung hat sich als effektiv erwiesen (Imwinkelried u. a. 2024; Stech u. a. 2020; Urech u. a. 2022). Nutzerinnen lernen, negative Denkmuster zu erkennen, positive Aktivitäten zu planen und neue Bewältigungsstrategien zu entwickeln. Stefanie Schreiter und Kollegen (2023) kritisieren jedoch das Fehlen von Vergleichsstudien sowie eine hohe Drop-out-Rate von bis zu 60 Prozent, was zu einer Effektüberschätzung führen kann.

BEISPIEL

Sophie, 22 Jahre alt, ist Studentin der Publizistik und leidet seit ihrer Jugend an einer sozialen Angststörung. Sie hat große Ängste bei Präsentationen und Referaten, die mit Erröten, Zitteranfällen und Panikattacken einhergehen. Schamgefühle führen dazu, dass sie ein stark ausgeprägtes Vermeidungsverhalten entwickelt. Nach mehreren erfolglosen Versuchen, eine klassische Psychotherapie zu beginnen, bietet ihr ein Psychotherapeut eine Blended-Variante an. Er empfiehlt eine DiGA, die speziell für soziale Angststörungen entwickelt wurde, sowie alle zwei Wochen videobasierte Termine, in denen die Erfahrungen mit der Selbsthilfe-App besprochen werden können. Das Programm basiert auf kognitiv-behavioralen Prinzipien und umfasst mehrere Module.

Sophie bekommt zunächst einmal über Videos, Podcasts und Artikel eine psychoedukative Einführung in die Ursachen und Mechanismen sozialer Angst. Das hilft ihr, ihre Symptome besser zu verstehen. Mittels interaktiver Übungen erlernt sie die Bearbeitung dysfunktionaler Kognitionen. Im weiteren Verlauf nutzt sie ein Expositionstagebuch, in dem sie schrittweise Konfrontationen

plant und reflektiert. Beispielsweise übt sie, kleine Gespräche mit Kommilitoninnen im Studium zu beginnen oder sich freiwillig für kleine Präsentationen zu melden.
Nach einer Zeitspanne von zehn Wochen berichtet Sophie von signifikanten Fortschritten. Sie führt regelmäßige Präsentationen durch und hat die Fähigkeit entwickelt, ihre körperlichen Angstreaktionen zu akzeptieren, anstatt sie zu bekämpfen. Sie selbst erzählt, dass ihr vor allem die Flexibilität von DiGA geholfen habe, die es ihr ermöglichte, in ihrem eigenen Tempo zu arbeiten. Rückblickend macht sie vor allem ihre Schamgefühle dafür verantwortlich, dass die Psychotherapie im klassischen Setting nicht funktioniert hat.

Digitale Gesundheitsassistenten bieten eine Reihe von Vorteilen. Sie zeichnen sich durch Flexibilität und Skalierbarkeit aus und tragen durch ihre Anonymität zur Reduzierung der Hemmschwelle zur Nutzung bei. Zudem fördern sie die Selbstwirksamkeit der jeweiligen Nutzerinnen, die eigenständig lernen, ihr Verhalten zu ändern. Diese Eigenschaften bieten insbesondere Menschen, die den Zugang zu herkömmlichen Therapien als belastend empfinden, die Möglichkeit, ein adäquates Behandlungsangebot zu erhalten. Gleichzeitig stellen sie jedoch auch Anforderungen an die Nutzenden, insbesondere in Bezug auf Selbstdisziplin und digitale Kompetenzen. In den Studien zeigt sich, dass angeleitete Programme tendenziell erfolgreicher sind, da sie Patientinnen zusätzliche Motivation und Unterstützung bieten.

Bei Menschen mit sozialen Phobien sollte darauf geachtet werden, dass digitale Angebote nicht unbeabsichtigt durch fortgesetztes Vermeidungsverhalten zur Aufrechterhaltung sozialer Ängste beitragen.

Conversational Experience mit einer Maschine – der KI-basierte Modus

Künstliche Intelligenz hat in den letzten Jahren in nahezu allen Lebensbereichen eine große Bedeutung erlangt, und dies in einem atemberaubenden Tempo. Da Publikationen, insbesondere im Printbereich, eine gewisse Vorlaufzeit benötigen, können Neuerungen in der Regel nicht tagesaktuell veröffentlicht werden. Die in diesem Kapitel beschriebenen Beispiele stehen daher exemplarisch für kreative Einsatzmöglichkeiten, die jederzeit an neue Umgebungen angepasst werden können. Im Mittelpunkt stehen dabei *Large Language Models* (LLM), die für das Verstehen und Generieren natürlicher Sprache entwickelt wurden. Im Kontext psychosozialer und psychiatrischer Hilfen eröffnen diese Modelle neue Möglichkeiten, bringen aber auch Herausforderungen mit sich.

Large Language Models haben in den letzten Jahren zu bedeutenden Fortschritten im Bereich der künstlichen Intelligenz geführt. Ihre Fähigkeit, komplexe Texte zu verstehen, zu generieren und Zusammenhänge herzustellen, ist vielfach beeindruckend. Das große Potenzial dieser Technologie wird derzeit auf verschiedenen Gebieten erforscht, auch im Gesundheitswesen. Ein Überblick über die Anwendungsmöglichkeiten im Kontext von Mental Health und Psychiatrie findet sich zum Beispiel in der Übersichtsarbeit von Ambassador Hanfafi und Kollegen (2024), die durch eine Reihe eigener experimenteller Studiendesigns ergänzt wurde. Dabei werden den Ergebnissen des aktuellen Forschungsstandes große Potenziale, allerdings auch Forschungslücken konstatiert.

Datenbasis: LLMs verfügen über eine enorme Datenbasis und damit über ein sehr großes Know-how, das abgerufen werden kann. Sie könnten als Unterstützung in Erstgesprächen dienen, um Betroffenen erste Einblicke in psychische Erkrankungen zu geben und sie auf geeignete Behandlungsoptionen hinzuweisen.

Textanalysen: Diese Modelle sind in der Lage, Sitzungsprotokolle zu analysieren, und liefern so erste Einschätzungen für Behandler, um fundierte Entscheidungen treffen zu können und maßgeschneiderte Therapiepläne zu erstellen.

Flexibilität: Als virtuelle Berater bieten LLMs Menschen in psychischen Krisen emotionalen Beistand und Orientierung und tragen dazu bei, psychosoziale Unterstützung auch denjenigen zugänglich zu machen, die keinen unmittelbaren Zugang zu professioneller Hilfe haben. Zudem stehen Chatbots rund um die Uhr zur Verfügung.

Nachsorge: In der Nachsorge werden diese Tools dazu verwendet, Verhaltensänderungen oder Stimmungsschwankungen zu erfassen, und sie werden über automatisierte Just-in-time-Interventionen zur Rückfallprophylaxe eingesetzt.

Verwaltung: Auch administrative Prozesse können durch die Verarbeitung von Daten zur Krankengeschichte und Medikationshistorie effizienter gestaltet werden und ermöglichen einen schnellen Zugriff auf detaillierte Patientenprofile. Dabei spielt natürlich die strikte Einhaltung der Datenschutzbestimmungen eine wichtige Rolle.

Nikita Mehandru und Kollegen (2024) diskutieren die Rolle von Large Language Models als eigenständige Akteure im klinischen Alltag, die mit Planungsfähigkeiten ausgestattet sind, komplexe Schlussfolgerungen ziehen können und in der Lage sind, mit externen Datenbanken zu interagieren oder auf Nutzeranfragen zu reagieren. LLM-Chatbots müssen sich jedoch vor allem im Hinblick auf Vertrauenswürdigkeit und Sicherheit bewähren. Eine besondere Herausforderung stellt die Transparenz der Entscheidungsprozesse von KI-Systemen dar, insbesondere im Hinblick auf ethische Aspekte und Bias. Wichtig ist auch, dass Large Language Models nicht auf Wahrheit, sondern auf Plausibilität und Sinnhaftigkeit trainiert werden. > Mustererkennung, Seiten 99, 113

Darüber hinaus besteht die Möglichkeit, KI-Tools als Co-Beraterinnen und Co-Therapeuten im psychiatrischen Alltag einzusetzen.

Technisch gesehen sind lediglich ein digitales Endgerät, der Zugriff auf ein gängiges Large Language Model sowie grundlegende Kenntnisse im Bereich des Prompt-Engineering erforderlich. Letzteres bezeichnet die Kompetenz, generative künstliche Intelligenz gezielt so einzusetzen, dass die gewünschten Ergebnisse erzielt werden. Aus Gründen des Datenschutzes ist es erforderlich, dass diese Tools über API-Schnittstellen genutzt und die Daten in einer der Datenschutz-Grundverordnung (DS-GVO) entsprechenden Art und Weise gespeichert werden.

Der Begriff »Prompt-Engineering« wird Kollegen und Kolleginnen aus dem psychosozialen Kontext vermutlich eher verschrecken als Neugierde auslösen. Allerdings lassen sich alltagstaugliche Prompts (Bedeutung: Eingabeaufforderung) relativ einfach erstellen, sofern einige Grundsätze beachtet werden:

- Weisen Sie der KI eine eindeutige Rolle und Identität zu (»Du bist ein Berater für …«, »Du bist für den Jahresbericht zuständig …« etc.).
- Trennen Sie sauber Anweisung und Inhalt: Formulieren Sie zuerst, was die KI tun soll (etwa »Schreibe einen Ratgebertext«), und dann, worum es genau geht (»Thema: Selbstfürsorge bei Stress«).
- Geben Sie Format und Stil vor, indem Sie die Textform (Liste, Fließtext etc.) und den Ton (locker, fachlich, motivierend etc.) vorgeben.
- Je präziser der Input formuliert ist, desto genauer und qualitativ hochwertiger wird der Output (etwa »maximal 300 Wörter« oder/und »in einfacher Sprache«).
- Verweisen Sie auf Beispiele (»Schreibe ähnlich wie dieses Beispiel …«).
- Unterteilen Sie komplexe Aufgaben in kleine Schritte.

BEISPIEL

Rolle: Du bist ein Kreativtrainer, spezialisiert auf Haikus.

Aufgabe: Wir führen einen Haikudialog. Ich beginne mit einem Haiku, und du antwortest inhaltlich passend mit einem eigenen Haiku. Danach antworte ich erneut, und so setzen wir den Dialog fort.

Format: Antworte immer in der Form eines Haikus (drei Zeilen, mit 5-7-5 Silben).
Beispiel: Mein Haiku: »Im Herbstwind tanzen / Blätter flüstern leise fort / Abschied der Bäume«. Deine Antwort: »Sanfte Böen zieh'n / Erinnerungen verweh'n / bis der Frühling kommt«.
Beginne den Dialog mit deinem Haiku, nachdem ich das erste vorgegeben habe.

Komplexere Prompts wiederum können mithilfe von KI-Tools (etwa https://xpandai.one) optimiert werden. In diesem Fall genügt es, die Inhalte, Ziele und das Format einzugeben, um eine Vorlage zu erhalten, die in jedem LLM-Tool verwendet werden kann.

Am besten lässt sich der Einsatz von LLM-Tools in der Praxis anhand von Beispielen erklären.

BEISPIEL

Der 17-jährige Manuel, der an einer mittelgradigen Depression leidet, hat Schwierigkeiten, seine Gedanken- und Gefühlswelt adäquat darzustellen. Die Therapiesitzungen gestalten sich zäh. Es ist zunächst schwer zu unterscheiden, ob es sich um Auswirkungen der Depression oder um ein Widerstandsphänomen handelt. Der Therapeut weiß aus der Diagnostik, dass der Patient viel im Internet unterwegs ist und sich für digitale Phänomene interessiert. Er schlägt vor, gemeinsam einen Prompt zu erstellen, um mithilfe eines KI-Tools ein Bild zu generieren, das Manuel mögliche neue Perspektiven und Lösungsmöglichkeiten bietet.
Handlungen, die aus einem anderen Kontext stammen, werden in der Psychotherapie symbolisch umcodiert und in einen neuen Bedeutungsrahmen eingebettet. Dies gilt für das Gespräch, den kreativen Ausdruck oder das kindliche Spiel ebenso wie für das Prompt-Engineering. Wenn nun Berater oder

Psychotherapeutinnen gemeinsam mit ihren Klienten Prompts entwickeln, die auf deren spezifische Fragestellungen zugeschnitten sind, eröffnet dies innovative Wege der Auseinandersetzung mit den eigenen Themen. Man könnte in diesem Zusammenhang von einem relationalen Prompt-Engineering sprechen, das im Rahmen eines therapeutischen Prozesses eingesetzt wird.

Zunächst ist es notwendig, dem KI-Tool zu erklären, worum es geht. Manuel gelingt es relativ schnell, seine aktuelle Situation zu beschreiben. Er weiß, dass Prompts präzise formuliert werden müssen, und moduliert im Gespräch mit dem Therapeuten die Darstellung seines Zustandes. Dies ist umso erstaunlicher, als es ihm bisher schwerfiel, in der Therapie darüber zu sprechen. Offenbar ermöglicht die Triangulierung mit dem KI-Tool eine schrittweise Öffnung, wobei die Anforderung, den eigenen emotionalen Zustand wahrzunehmen und dafür eine präzise Sprache zu finden, dem AI-Tool zugeschrieben wird. In diesem Rahmen kann der Therapeut Fragen stellen, die Manuel bisher als »lästig« empfunden hat. Manuel wiederum kann zum ersten Mal darüber sprechen, dass er auch deshalb immer wieder zu Hause bleiben muss, weil er Angst um seine Mutter hat.

Als hilfreich erweist sich in diesem Zusammenhang auch, dass die Aufforderungen sowohl in der ersten als auch in der dritten Person formuliert werden können. Die Beschreibung einer »anderen« Person bewirkt in diesem Fall automatisch eine Problemdistanzierung innerhalb des krisenhaften Geschehens. Der nächste Schritt besteht darin, der KI zu sagen, was sie tun soll. Manuel ist ein begeisterter Nutzer des AI-Tools Midjourney, einem Text-to-Image-Tool, das aus Wörtern und Beschreibungen Bilder erzeugt. Er wünscht sich ein Bild, in dem Ideen und Anregungen zu seiner aktuellen Situation enthalten sind. Im Idealfall hilft ihm dieses Bild auch, sich in einer akuten Krise zu beruhigen.

Das Ergebnis dieses Prozesses mündete in folgendem Prompt:

BEISPIEL (FORTSETZUNG)

»Erstelle ein fotorealistisches Bild mit vielen Metaphern, das den Betrachter inspiriert, neue Perspektiven zu entdecken und potenzielle Lösungen für eine Problemstellung zu finden. Das Bild soll Elemente enthalten, die zu inspirierenden Gedankengängen anregen. Es soll den Betrachter ermutigen, neue Wege zu gehen und kreative Lösungsansätze zu finden. Gestalte das Bild so, dass es Hoffnung macht. Verzichte auf Darstellungen von Personen.
Bei der Adressaten handelt es sich um einen männlichen Jugendlichen, der sich zurzeit in einer schwierigen Situation befindet. Es scheint fast so, als hätte er zwei Stimmen in seiner Brust. Die eine Stimme plädiert dafür, sich mit Freunden zu treffen, Party zu machen etc. Die andere Stimme wirkt in erster Linie müde und antriebslos und möchte am liebsten nur schlafen. Diese Stimme hat auch viele Ängste. Sie fragt sich zum Beispiel, was mit seiner Mutter passieren könnte, wenn er außer Haus geht und sie allein lässt. Idealweise ist das Bild auch eine Unterstützung für diese Person, wenn die Angststimme zu laut wird.«

Midjourney erzeugte im Beispiel insgesamt vier Bilder, die wiederum verändert werden konnten. Es entstand ein vielfältiges Material für die therapeutische Weiterarbeit bis hin zu intermedialen Quergängen. Dieses Beispiel zeigt nur *eine* von vielen Möglichkeiten, KI-Tools kreativ einzusetzen. So können Rap-Texte oder mithilfe des oben beschriebenen Prompts Haikudialoge gemeinsam mit Patienten als Lösungsbilder generiert, aber auch Diagnosen intersubjektiv ausgehandelt werden. Es ist relativ einfach, ein GPT (»Generative Pre-trained Transformer«) zu entwickeln, das ICD-10-Diagnosen vorschlägt und begründet, indem er phänomenologische Beschreibungen von Patientensymptomen verwendet. Diese dienen als Grundlage für mögliche Diagnosen, die aus

ABBILDUNG 6

Bild erzeugt von Midjourney

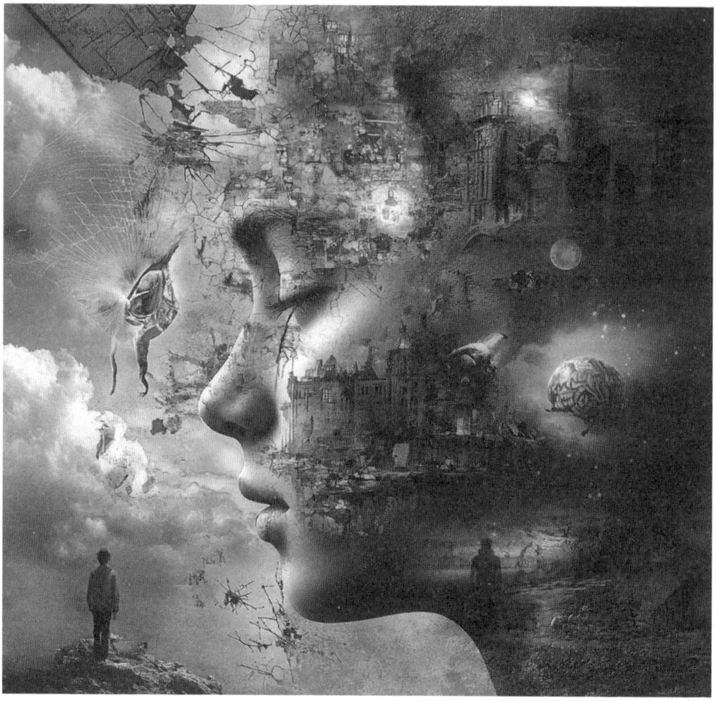

fachlicher Sicht ergänzt werden. Erste Erfahrungen zeigen, dass es den Patientinnen auf diese Weise leichter fällt, sich konstruktiv mit Diagnosen auseinanderzusetzen.

Auch für Ausbildungszwecke und zur Unterstützung des therapeutischen Alltags erweisen sich LLMs als hilfreich. So gibt es mittlerweile Chatbots, die dabei helfen, geeignete Tools und Methoden zu finden und diese auch gleich aus der Sicht der Klientinnen auszuprobieren (etwa https://www.stefanhammel.de/blog/ki-assistent-fuer-hypnosystemische-utilisation/). Da LLMs auch über die Fähigkeit zur Audioausgabe verfügen, können sie in der Aus- und Weiterbildung eingesetzt werden, um durch Simulation verschiedener Klientenrollen zu unterschiedlichen Symptomatiken und Ausgangsszenarien (Erstgespräch, Krisenintervention etc.) praktische Erfahrungen zu ermöglichen. Zudem unterstützen KI-Tools die Analyse von Therapiesitzungen und bieten Feedback zur Verbesserung der therapeutischen Techniken im Rahmen supervisorischer Sitzungen.

Die fortschreitende Integration künstlicher Intelligenz in den Bereich psychiatrischer und psychotherapeutischer Hilfen bietet vielversprechende Möglichkeiten, stellt die Fachwelt aber auch vor neue ethische und praktische Herausforderungen. Large Language Models haben das Potenzial, den Zugang zu therapeutischen Leistungen zu erweitern und auf innovative Weise personalisierte Unterstützung anzubieten. Jedoch muss bei ihrer Anwendung stets der Datenschutz gewährleistet und die menschlich-emotionale Komponente der Therapie berücksichtigt werden. Es bleibt Aufgabe der Fachwelt, die Entwicklungen kritisch zu begleiten und zu evaluieren, um sicherzustellen, dass der Einsatz von KI-Werkzeugen die Therapie bereichert und nicht ersetzt. Dies wird letztlich nicht nur die Akzeptanz solcher Technologien in der Praxis fördern, sondern auch zu einer nachhaltigen Verbesserung der psychischen Gesundheitsversorgung beitragen. > Ethik, Seiten 27ff., 100, 116f.

KI-Tools können sozial unsicheren Personen zusätzliche Möglichkeiten erschließen, sich emotional und sozial zu öffnen und sich im geschützten Rahmen auszuprobieren.

Spezifische Herausforderungen im digitalen Behandlungskontext

Digitale Technologien erweitern die Möglichkeiten der professionellen psychosozialen Hilfen, verändern etablierte Methoden und eröffnen neue Wege zur Unterstützung von Menschen mit psychischen Belastungen. Diese Entwicklungen werfen zugleich zentrale Fragen auf: Wie lassen sich digitale Kommunikationskanäle sinnvoll in therapeutische und beratende Prozesse integrieren? Welche spezifischen Herausforderungen und Chancen ergeben sich aus der Verlagerung klassischer Interventionsformen in den digitalen Raum? Und wie können Fachkräfte die Potenziale digitaler Werkzeuge nutzen, ohne grundlegende Prinzipien der zwischenmenschlichen Beziehungsgestaltung zu vernachlässigen? Die folgenden Kapitel beleuchten spezifische Anwendungsszenarien digitaler Technologien und zeigen auf, wie digitale Formate effektiv und verantwortungsvoll in der Praxis genutzt werden können, aber auch, welche Fragen noch offen bleiben.

Beziehungsgestaltung im Digitalsetting

Die professionelle Beziehung zwischen Fachkräften und Klienten gilt als einer der zentralen Wirkfaktoren in der Psychiatrie, Psychotherapie und Beratung und ist entscheidend für den Erfolg der jeweiligen Interventionen. Dabei spielen Empathie, Authentizität, Wertschätzung und positive Anerkennung, die Verständigung über den Therapieauftrag, das Einholen von Feedback und die Ermöglichung positiver Erwartungen eine wesentliche Rolle.

BEZIEHUNGSPROZESS Die Digitalisierung der therapeutischen Begleitung stellt ganz neue Herausforderungen an die Dynamik von

Beziehungsprozessen. Digitale Settings wie videobasierte Psychotherapie oder textbasierte Kommunikationskanäle verändern auch die Wahrnehmung von Nähe, Vertrauen und Präsenz. Diese Entwicklung wirft die Frage auf, wie sich die therapeutische Beziehung in digitalen Formaten entfaltet und welche Chancen und Risiken mit diesem Wandel verbunden sind. Oder anders formuliert: Wie kann eine vertrauensvolle, authentische Beziehung auch ohne physische Präsenz entstehen?
> Beziehungsgestaltung, Seiten 12f., 94f.

Schriftbasierte Kommunikationskanäle

Schriftbasierte Kommunikation in helfenden Kontexten weist aufgrund des Fehlens nonverbaler und paraverbaler Signale spezifische Rahmenbedingungen auf. Häufig geäußerte Zweifel, ob auf diese Weise eine tragfähige therapeutische Beziehung entstehen kann, werden jedoch durch aktuelle Forschungsergebnisse entkräftet (Hintenberger 2021). So zeigen systematische Übersichtsarbeiten, zusammengefasst von Knaevelsrud und Kollegen (2016), dass die Beziehung in Online-Therapien häufig von gegenseitiger Akzeptanz und Zufriedenheit geprägt ist und die Patientinnen und Patienten den Kontakt als angenehm und persönlich empfinden.

Thomas Berger und Tobias Krieger (2017) kommen in einer Übersichtsarbeit (narrativer Review) zu dem Ergebnis, dass Patientinnen und Patienten die Qualität der therapeutischen Allianz unabhängig von Format, Diagnose oder Dauer der Intervention als vergleichbar mit einem Face-to-Face-Setting einschätzen. Sie beurteilen die Qualität der therapeutischen Beziehung häufig auf der Basis ihrer Alltagserfahrungen. Da sich private Beziehungen zunehmend auch über digitale Kommunikationskanäle entwickeln, übertragen sie diese Kriterien auch auf die Bewertung der Beziehung in Online-Beratung oder -Therapie (Gahleitner & Preschl 2016). Rat suchende Personen legen großen Wert auf ein Gegenüber, das Fürsorge, Verständnis, Authentizität und

Akzeptanz vermittelt und gleichzeitig klare professionelle Grenzen wahrt. Schwierigkeiten entstehen, wenn sie sich nicht ausreichend verstanden fühlen oder das Engagement der Beratenden als übertrieben wahrgenommen wird.

Im schriftlichen Austausch tritt ein paradoxer Effekt ein: Obwohl die Sinneskanäle reduziert sind, kann dies zu einer intensiveren Beziehungsgestaltung führen. Manche Klientinnen empfinden die räumliche Distanz als Schutzfaktor, der ihnen mehr Sicherheit gibt und es ihnen erleichtert, sich zu öffnen. Gerade bei Menschen mit sozialen Ängsten oder traumatischen Erfahrungen zeigt sich, dass sie sich in digitalen Räumen freier äußern können, da hier Schamgefühle eine geringere Rolle spielen. Gleichzeitig geht aber auch ein wichtiger Teil der Kommunikation verloren, da nonverbale und paraverbale Signale kaum oder nur in symbolischer Form, zum Beispiel durch Emojis, vorhanden sind. Dies wiederum kann zu Missverständnissen führen und die emotionale Resonanz erschweren.

Therapeutinnen müssen daher lernen, auch in der Schriftsprache subtile Hinweise wahrzunehmen und zu interpretieren. So kann zum Beispiel die visuelle Gestaltung eines Textes auch als symbolisiertes Äquivalent für fehlende para- und nonverbale Kommunikationsphänomene verstanden werden. Ein Text, der ohne Punkt und Komma und ohne Absätze auskommt, wurde vermutlich in einer emotional dichten Atmosphäre verfasst. Wörter in Großbuchstaben und mehrfach betonte, hervorgehobene Wörter wiederum erhöhen die Intensität und Lautstärke beim Lesen. Unbewusst und manchmal auch bewusst lenkt der Autor also die Aufmerksamkeit des Lesers durch seine Schreib- und Darstellungsweise. > Textverstehen, Seiten 65, 75

Eine beziehungssensible Antwort muss daher nicht nur einfühlsam formuliert sein, sondern sich auch in Sprachwahl, Aufbau und optischer Gestaltung an den Bedürfnissen des Ratsuchenden orientieren. Um dem Klienten Halt und Orientierung zu geben, kann es hilfreich sein, die Antwort in kleinen Abschnitten als »verdauliche Häppchen« zu präsentieren. Die medienbedingte Distanz lässt sich besonders gut durch einen interaktionsorientierten Schreibstil (Engels & Hintenberger 2023) im Sinne einer simulierten Mündlichkeit überbrücken. Der Text sollte so lebendig formuliert sein, dass er beim Lesen fast zu »hören« ist. Möglich wird dies durch eine bewusste Annäherung an die gesprochene Sprache in Bedeutung, Grammatik und Wortschatz.

Videobasierter Kommunikationskanal

Auch in der videobasierten therapeutischen und psychiatrischen Hilfeleistung ist die Beziehungsgestaltung von besonderen Herausforderungen geprägt, die eine bewusste Anpassung erfordern. Die Optimierung der technischen und räumlichen Rahmenbedingungen ist eine Grundvoraussetzung für den Aufbau einer vertrauensvollen Beziehung. Eine stabile Internetverbindung, hohe Audio- und Videoqualität sowie eine störungsfreie Umgebung schaffen Sicherheit und minimieren Irritationen (Gräßer & Hovermann 2020).

Gleichzeitig erfordert die weitgehend nonverbale Kommunikation im digitalen Raum besondere Aufmerksamkeit, da nur ein bestimmter Ausschnitt der jeweiligen Kommunikationspartner sichtbar ist und wichtige Informationen fehlen können (etwa nonverbale Signale wie nervöse Bewegungen der Füße). Gleichzeitig bietet der begrenzte Bildausschnitt allen Beteiligten die Möglichkeit, bewusst zu entscheiden, was man von sich und seiner Umgebung preisgeben möchte. Zudem können wichtige Signale wie Minimalbewegungen oder subtile Gesten besser wahrgenommen werden.

KÖRPERSPRACHE Um eine gute Arbeitsbeziehung aufzubauen, sollten Beraterinnen in der Videoberatung verstärkt auf bewusste Körpersprache und verbale Rückmeldungen achten. Eine zugewandte Haltung, ein deutlich wahrnehmbares Nicken und ein angemessener Abstand zur Kamera werden so zu einer beziehungsstabilisierenden Intervention.

Wichtig ist zudem, sich immer wieder bewusst zu machen, dass bei der Nutzung videobasierter Kommunikation kein physischer Augen-zu-Augen-Kontakt stattfindet, sondern faktisch ein Kamera-zu-Kamera-Kontakt realisiert wird. Um dennoch eine persönliche Bindung zu stärken, kann es hilfreich sein, gezielt in die Kamera zu schauen, um Blickkontakt zu simulieren. Ebenso spielt eine bewusste und einfühlsame Körpersprache eine wichtige Rolle, um Vertrauen und Nähe trotz digitaler Distanz zu fördern (Engelhardt & Engels 2021).

Um emotionale Nähe trotz räumlicher Distanz herzustellen, ist es hilfreich, die Besonderheiten der videobasierten Therapie offen zu thematisieren. Es empfiehlt sich, mögliche Unsicherheiten oder Widerstände aufseiten der Patientinnen und Patienten frühzeitig zu thematisieren. So kann es sinnvoll sein, zu Beginn mit der Kamera einen Rundumblick im Raum zu ermöglichen, um zu signalisieren, dass die Therapie an einem »sicheren Ort« stattfindet. Um plötzliche Abbrüche bei technischen Störungen zu vermeiden, sollten alternative Kommunikationskanäle vorab besprochen werden.

Interventionen, die die Interaktivität fördern, wirken beziehungsfördernd. Das Teilen von Bildschirminhalten zur Visualisierung von Therapiematerial, das Whiteboard als virtuelles Flipchart oder die Nutzung schriftbasierter Kanäle für therapeutische Schreibimpulse sind Beispiele, die im digitalen Raum zur Intensivierung einer Arbeitsbeziehung beitragen (Hintenberger & Böckle 2023). Herausforderungen wie das Gefühl einer »Entkörperlichung« oder die reduzierte Wahrnehmung nonverbaler Signale bleiben jedoch bestehen und erfordern eine kontinuierliche Reflexion des therapeutischen Prozesses. Zudem braucht es einen sorgsamen Umgang mit szenisch aufgeladenen Handlungen wie dem »Stummschalten« oder dem unangekündigten Zurückholen aus Gruppenräumen (Breakout-Rooms), die ohne Begleitkommunikation zu negativen Triggern werden können.

Für die Beziehungsentwicklung in videobasierter Kommunikation ist zu beachten, dass einer »Entkörperlichung« der Begegnung durch deutliche körpersprachliche Gesten entgegengewirkt werden muss.

Unterstützung im Diagnostikprozess

Die Diagnostik steht in der Regel am Beginn einer Behandlungssequenz, wobei versucht wird, in relativ kurzer Zeit durch leitfadengestützte Interviews, empirisch abgesicherte Testverfahren oder auch (semi-)projektive Tests die Phänomene der Patienten zu erfassen und die zugrunde liegenden Strukturen zu identifizieren. Auch wenn sich die Testverfahren im Laufe der Zeit ausdifferenziert haben, stoßen sie immer wieder an ihre Grenzen, wenn es darum geht, psychische Zustände kontinuierlich, objektiv und kontextsensibel zu erfassen. Künstliche Intelligenz mit ihrer Fähigkeit zur Mustererkennung oder die Nutzung digitaler Medien aus dem Alltag der Patienten zur Datenerfassung bieten hierbei vielversprechende Ansätze, um die Diagnostik zu präzisieren und effektiver zu gestalten. Damit eröffnen sich neue Möglichkeiten der Früherkennung und der personalisierten Therapieplanung.

Digitale Phänotypisierung

Digitale Phänotypisierung spielt in der psychiatrischen und psychotherapeutischen Diagnostik eine immer größere Rolle. Dieser Ansatz nutzt Aufzeichnungen von Alltagsgeräten wie Smartphones oder Wearables, um psychisches Erleben zu analysieren. Die Diagnostik basiert damit nicht mehr primär auf retrospektiv erhobenen Informationen, sondern ermöglicht eine Datenerfassung in Echtzeit. Dabei fließen sowohl passive Informationen wie Bewegungsmuster oder GPS-Daten als auch aktive Eingaben, etwa durch digitale Fragebogen, in die Analyse ein. Es entsteht ein detailliertes Bild der aktuellen psychischen Verfassung. So zeigen Menschen mit Depressionen oft eine verminderte körperliche

Aktivität oder eine eingeschränkte Mobilität, die mit digitalen Geräten objektiv gemessen werden kann. Hauptziel digitaler Phänotypisierung ist es, psychische Erkrankungen frühzeitig zu erkennen und ihren Verlauf besser vorhersagen zu können. Nach einer Übersichtsarbeit von Harald Baumeister und Kollegen (2023) sind insbesondere Depressionen ein gut dokumentiertes Anwendungsfeld für diese Methode.

In diesem Zusammenhang gewinnt die Stimme als diagnostisches Instrument zunehmend an Bedeutung. Bei psychischen Krankheitsbildern spielen Emotionen eine zentrale Rolle. Anhand von Stimmmerkmalen lässt sich der emotionale Zustand einer Person besonders gut erkennen (Schuller & Schuller 2022). Die App MyMoodCoach unterstützt beispielsweise Jugendliche und junge Erwachsene im Alter von 16 bis 22 Jahren durch Selbstmonitoring dabei, Anzeichen von Burn-outs oder Depressionen frühzeitig zu erkennen. Durch intelligente Sprachanalyse und Emotionserkennung können subtile Veränderungen, die auf eine psychische Belastung hinweisen, erkannt werden.

Auch die Erfassung emotionaler Ausdrucksformen, einschließlich Mikroexpressionen, durch Gesichtserkennungssoftware und deren KI-gestützte Analyse erreicht mittlerweile eine beeindruckende Präzision. So zeigt eine Pilotstudie von Martin Steppan und Kollegen (2023) mit jugendlichen Borderlinepatientinnen, dass die von künstlicher Intelligenz erkannten Emotionen in hohem Maße mit den Einschätzungen der Therapeutinnen und Therapeuten übereinstimmen. Ein besonders aufschlussreiches Ergebnis der Studie: Patientinnen, die die Therapie frühzeitig abbrachen, zeigten zu Beginn signifikant weniger soziales Lächeln. Dieses Fehlen von Höflichkeitslächeln könnte darauf hindeuten, dass sie von vornherein eine geringere Erwartungshaltung gegenüber dem Therapieerfolg hatten.

ETHIK Bei aller Faszination für die Möglichkeiten dieser neuen Technologie darf der Blick auf ethische Aspekte nicht vergessen werden. Digitale Phänotypisierung ist ohne die Erhebung persönlicher und intimer

Informationen nicht möglich. Es ist daher wichtig, dass die Patientinnen und Patienten in die Forschung eingebunden und dass angemessene Maßnahmen ergriffen werden, um die Vertraulichkeit dieser Daten zu gewährleisten. Zudem müssen zukünftig die Grundlagen der Algorithmen, die zum Einsatz kommen, offengelegt werden, um diskriminierende Muster und Verzerrungen auszuschließen. > Datenschutz, Seiten 31f., 116

KI-gestützte Diagnostik

Eine Studie von Inbar Levkovich und Zohar Elyoseph (2023) wirft ein aufschlussreiches Licht auf die Qualität leitlinienkonformer Behandlungsempfehlungen bei Depressionen. Dabei wurden sowohl ChatGPT als auch Hausärztinnen und Hausärzten identische Fallbeispiele vorgelegt. Während die KI konsequent evidenzbasierte Empfehlungen entlang medizinischer Leitlinien formulierte, zeigte sich bei den menschlichen Behandlern eine stärkere Tendenz zur medikamentösen Therapie, auch wenn die Leitlinie einen anderen Weg vorgeschlagen hätte. Ein besonders bemerkenswerter Vorteil der KI liegt in ihrer Unvoreingenommenheit. Während bei Hausärztinnen und Hausärzten geschlechtsspezifische und sozioökonomische Verzerrungen festgestellt wurden, blieben die Empfehlungen von ChatGPT davon unbeeinflusst. Das Modell differenzierte nicht zwischen Männern und Frauen oder zwischen Personen mit unterschiedlichem Berufsstatus. Diese Ergebnisse unterstreichen das Potenzial KI-gestützter Systeme als unterstützende Instrumente in der Primärversorgung. Sie könnten dazu beitragen, die Behandlung stärker an evidenzbasierten Leitlinien auszurichten und unbewusste Vorurteile im Entscheidungsprozess zu reduzieren. Gleichwohl haben in vielen Fragen natürlich die geschlechtsspezifische Sozialisation und geschlechtsabhängige kulturelle Werte eine große Bedeutung.

Articulate Medical Intelligence Explorer (AMIE) ist ein KI-basiertes System, das von Google Research und DeepMind entwickelt wurde und derzeit nur in einer experimentellen Forschungsumgebung verfügbar ist. Es wurde speziell für ärztliche Diagnosegespräche entwickelt und analysiert Patientenäußerungen. Darüber hinaus stellt es gezielte Fragen und gibt evidenzbasierte Einschätzungen und Empfehlungen ab. AMIE kann bei komplexen Fragestellungen auch im psychischen Bereich unterstützend eingesetzt werden und Therapievorschläge liefern, die sowohl medikamentöse als auch psychotherapeutische Ansätze umfassen. KI-Systeme wie AMIE zeigen eine hohe diagnostische Genauigkeit, indem sie konsistente Bewertungen liefern und menschliche Verzerrungen minimieren.

Auch große Sprachmodelle (LLMs) wie zum Beispiel ChatGPT eröffnen neue Möglichkeiten für eine intersubjektiv fundierte Diagnostik und die partizipative Kommunikation zwischen Therapeutinnen und Patientinnen. Ein konkreter Ansatz besteht darin, dass Patientinnen ihre Symptome in einer phänomenologischen Beschreibung, also möglichst genau und ohne personenbezogene Daten, in ein KI-gestütztes System eingeben, das über spezifische Eingabeaufforderungen (Prompts) gesteuert wird. Das KI-Tool erstellt daraufhin auf Basis seiner Algorithmen einen ICD-Diagnosevorschlag und bietet zusätzlich alternative Diagnosen an. Die Beschreibungen der Patientinnen bilden dabei die Grundlage für die Analyse durch die KI. > ICD-Diagnosen, Seiten 133f.

Die generierte Diagnose und ihre Begründung können anschließend im Gespräch zwischen Patientin und Therapeutin gemeinsam reflektiert und diskutiert werden. Dieser interaktive Prozess hilft, diagnostische Überlegungen besser zu verstehen, gemeinsam zu bewerten und Hypothesen zu entwickeln. Die Integration von KI-Tools in den diagnostischen Prozess fördert die aktive Beteiligung der Patienten und ermöglicht eine neue, geteilte Perspektive auf psychische Störungen.

Zudem liefert die von der KI begründete Auswahl alternativer Diagnosen eine wertvolle Grundlage, um verschiedene therapeutische Wege abzuwägen. Der innovative Einsatz von künstlicher Intelligenz könnte so dazu beitragen, die psychiatrische und psychotherapeutische

Diagnostik nicht nur zu präzisieren, sondern sie auch stärker auf Dialog und Zusammenarbeit auszurichten.

KI-Tools können in der Diagnostik eine wertvolle Unterstützung sein, sollten jedoch stets in eine persönlich-leibliche Begegnung eingebettet werden.

Digitalisierung der Symptomdokumentation

In der Vergangenheit wurden Patienten häufig gebeten, ihre Symptome und Alltagserfahrungen in Form ausgedruckter Fragebogen zu dokumentieren. Diese Methoden fanden beispielsweise bei der Erfassung von Panikattacken oder für Stimmungstagebücher Anwendung, um das Erleben der Patienten zwischen den Terminen zu erfassen. Diese Ansätze waren jedoch häufig ungenau, da die Patientinnen entweder vergaßen, Eintragungen zu machen, die Unterlagen nicht zur Sitzung mitbrachten oder die Beobachtung ihrer Symptome als lästig empfanden.

Mit dem Aufkommen digitaler Technologien hat sich dieser Prozess grundlegend verändert. Digitale Technologien in Form von Apps und Tagebüchern ermöglichen es den Patientinnen nun, ihre Erfahrungen in Echtzeit und mit größerer Genauigkeit aufzuzeichnen. Die so generierten Daten können direkt in den therapeutischen Prozess einfließen. Diese technologischen Fortschritte verbessern nicht nur die Qualität der erhobenen Daten, sondern erleichtern auch die Zusammenarbeit zwischen Patient und Therapeut erheblich.

Inzwischen gibt es auch mehrere deutschsprachige Apps, die zur Dokumentation von Symptomen und Stimmungen eingesetzt werden können.

- Journaling-Apps sind digitale Anwendungen, die das Führen eines Tagebuchs oder Protokolls erleichtern. Sie ermöglichen es, Gedanken, Gefühle, Erlebnisse und Ereignisse des Alltags strukturiert festzuhalten. Im Gegensatz zu herkömmlichen Tagebüchern bieten diese Apps zusätzliche, meist multimediale Funktionen, die das Schreiben unterstützen und individuelle Bedürfnisse berücksichtigen.

- Die App MindDoc ermöglicht es den Nutzerinnen, tägliche Stimmungs- und Symptomprotokolle zu führen. Zusätzlich gibt es evidenzbasierte Kurse und Übungen zur Selbsthilfe.
- Daylio: Ein digitales Stimmungstagebuch, mit dem tägliche Aktivitäten und Stimmungen ohne großen Aufwand erfasst werden können. Die App erstellt daraus Statistiken, um Muster und Zusammenhänge zu erkennen.
- Die elona therapy ist eine digitale Gesundheitsanwendung, die in Deutschland auf Rezept verordnet werden kann. Sie unterstützt eine laufende Psychotherapie bei Depressionen und Angststörungen durch störungsspezifische Interventionen zwischen den Sitzungen. Integriert ist auch ein Stimmungstagebuch, das für den Behandelnden freigeschaltet werden kann.
- AUTHARK und JAY sind Apps für Kinder und Jugendliche. Diese Apps bieten neben einem Symptom- und Stimmungstagebuch zahlreiche weitere Unterstützungsmöglichkeiten. Alle Daten bleiben ausschließlich auf dem Smartphone des Nutzers.
- Einen anderen Ansatz verfolgt Ada. Diese App versteht sich als digitale Gesundheitsassistentin. Zunächst gibt der Nutzer seine Symptome ein, wobei Ada gezielt nachfragt, um den Zustand genauer einschätzen zu können. Anschließend listet die App mögliche Ursachen oder Krankheiten auf und gibt erste Empfehlungen.

Die Digitalisierung verändert die diagnostischen Prozesse in der Psychiatrie, Psychotherapie und Beratung grundlegend. Technologien wie KI-gestützte Analysetools, Anwendungen zur Symptomverfolgung und digitale Phänotypisierung eröffnen die Möglichkeit einer präziseren, kontinuierlicheren und stärker auf den Patienten ausgerichteten Diagnostik. > Phänotypisierung, Seiten 99ff.

Gleichwohl bleiben ethische Herausforderungen von zentraler Bedeutung. Der Umgang mit sensiblen Patientendaten erfordert strenge Datenschutzmaßnahmen und klar definierte Richtlinien, um die Privatsphäre der Betroffenen zu wahren. Wichtig ist, dass die Patienten verständlich über die Verwendung ihrer Daten informiert werden und ihre Einwilligung auf informierter und freiwilliger Basis erfolgt. Auch die Transparenz der verwendeten Algorithmen spielt eine entscheidende Rolle, damit diagnostische Entscheidungen nachvollziehbar und überprüfbar bleiben. > Algorithmen, Seiten 101ff., 117, 136

Ein weiteres Risiko besteht in der potenziellen Reproduktion von Verzerrungen und Ungleichheiten, die in den zugrunde liegenden Daten enthalten sein können. Die Modelle müssen daher kontinuierlich überprüft und angepasst werden, um faire und verlässliche Ergebnisse zu gewährleisten. Die technologische Entwicklung sollte stets den Menschen in den Mittelpunkt stellen und die anthropologischen Grundlagen respektieren. KI-basierte Systeme sind als unterstützende Werkzeuge konzipiert, um die Arbeit psychiatrisch und therapeutisch Tätiger zu erweitern und zu verbessern. Es ist allerdings nicht angedacht, dass KI-Tools autonome Entscheidungen treffen, sondern es muss sichergestellt sein, dass die menschliche Expertise weiterhin im Vordergrund bleibt und die individuellen Bedürfnisse der Patienten berücksichtigt werden.

Digitale Unterstützung bei psychischen Problemen

Die zunehmende Verbreitung digitalbasierter Interventionen sowie Fortschritte im Bereich der künstlichen Intelligenz eröffnen neue Möglichkeiten in der Behandlung psychiatrischer Krankheitsbilder. Mit dem Einsatz dieser Technologien lässt sich nicht nur eine automatisierte Diagnostik durchführen, sondern auch eine personalisierte sowie zeit- und ortsunabhängige Therapieunterstützung anbieten. Maschinelles Lernen kann Muster in Sprache, Mimik und Verhalten erkennen und gezielt auf störungsspezifische Symptome reagieren. Dennoch bleiben viele Fragen offen: Wie effektiv sind digitalisierte Interventionen zur Unterstützung störungsspezifischer Behandlungen? Wo liegen ihre Grenzen? Welche ethischen Herausforderungen stellen sich? In diesem Kapitel werden Chancen und Risiken digitalbasierter Umgebungen entlang ausgewählter psychischer Problembereiche reflektiert.

Digitalbasierte Unterstützung am Beispiel von Depressionen

DIAGNOSTIK Die Diagnose einer Depression stellt eine zentrale Herausforderung in der modernen Psychiatrie und Psychotherapie dar. Obwohl standardisierte Diagnosekriterien existieren, bleibt die Identifikation depressiver Störungen häufig subjektiv und von der Einschätzung der behandelnden Fachkräfte abhängig. Fremd- oder Selbstbeurteilungsskalen wie das Beck-Depressions-Inventar (BDI) oder die Hamilton-Depressionsskala (HAM-D) oder auch strukturierte Interviews dienen zwar als etablierte Verfahren, unterliegen jedoch interindividuellen Beurteilungsschwankungen. In den letzten Jahren hat sich die künstliche Intelligenz als vielversprechende Ergänzung zu traditionellen Diagnosemethoden entwickelt.

Künstliche Intelligenz ist dazu fähig, eine Vielzahl von Datenquellen wie Selbstauskünfte, Gesichtsausdrücke oder Social-Media-Beiträge zu analysieren. Ein Schwerpunkt liegt dabei auf quantifizierbaren Biomarkern, die mittels digitaler Geräte wie Wearables oder Smartphones gesammelt werden. Zu den erfassten Daten zählen beispielsweise Bewegungsmuster, Schlafdaten oder Sprachmuster. Mithilfe dieser Biomarker lässt sich nicht nur der Schweregrad von Depressionen bewerten, sondern auch der Therapieverlauf überprüfen (Vignapiano u. a. 2023). Erste

Studien deuten darauf hin, dass KI-gestützte Diagnostik eine hohe Sensitivität und Spezifität aufweist und in der Lage ist, depressive Episoden frühzeitig zu erkennen (Mao u. a. 2022; Hadžić u. a. 2024; Knauer-Arloth & Hagenberg 2023). Allerdings scheint zum gegenwärtigen Zeitpunkt eine Kombination der Datenerhebung die effektivste Methode zu sein, da eine reine Analyse paralinguistischer Sprachmerkmale zwar beeindruckende Ergebnisse erzielt, die Validität gängiger Depressionsskalen jedoch nicht ersetzen kann (Bauer u. a. 2024).

BEHANDLUNG Die Wirksamkeit digitalbasierter Interventionen bei Depression ist mittlerweile gut untersucht. Isaac Moshe und Kollegen (2021) weisen in einer aktuellen Metastudie mittlere Effektstärken nach. Dabei steigt die Wirksamkeit signifikant an, wenn die Selbsthilfeprogramme von professionellen Helfern begleitet werden. Auch wenn die Zahl der Studien, die traditionelle Face-to-Face-Therapien mit angeleiteten Selbsthilfe-Apps bei Depressionen vergleichen, noch gering ist, zeigen sich bereits ähnliche Effektgrößen zwischen beiden Behandlungsansätzen, dass also die beiden Behandlungsansätze ähnlich wirksam sind.

In einem aktuellen systematischen Review haben Yannic Terhorst und Kollegen (2024) die Effekte von »internet- and mobile-based interventions« (IMIs) auf Patientinnen und Patienten analysiert. Die Ergebnisse weisen darauf hin, dass Betroffene mit leichten bis mittelschweren Depressionen homogen auf internetbasierte Interventionen reagieren, während sich bei schweren Depressionen deutlich heterogenere Effekte zeigen. Die Studienautoren interpretieren die Ergebnisse dahingehend, dass bei subklinischen bis leichten Depressionen ungeleitete Apps eine klinisch relevante Wirksamkeit erzielen, während bei mittleren bis schweren Depressionen für noch zu identifizierende Subgruppen ein personalisierter Ansatz mit zusätzlicher psychotherapeutischer Begleitung notwendig ist, um auf die spezifischen Bedürfnisse dieser Personen eingehen zu können.

Digitalbasierte Ansätze bei Suchterkrankungen

Digitale Angebote unterstützen auch Menschen mit Suchterkrankungen. Sie ergänzen etablierte Therapieansätze und ermöglichen Betroffenen sowie ihren Angehörigen einen flexiblen, oft anonymen Zugang zu Hilfeangeboten. Da das Thema »Sucht« immer noch mit Stigmatisierung und Scham verbunden ist, profitieren insbesondere Menschen, die Hemmschwellen gegenüber herkömmlichen Beratungsangeboten haben.

Beispielhaft sei hier die deutsche Plattform DigiSucht (https://www.suchtberatung.digital) genannt, die eine kostenlose, anonyme und professionelle Online-Beratung für Betroffene und Angehörige bei allen Fragen zum Umgang mit Drogen, psychoaktiven Substanzen, Glücksspiel oder digitalen Medien anbietet. Über 350 Suchtberatungsstellen aus 13 Bundesländern beteiligen sich und ermöglichen die Beratung über Textnachrichten, Chats, Videoanrufe, aber auch mit zusätzlichen digitalen Tools wie einem Konsumtagebuch oder einer Motivationswaage. Darüber hinaus sind Beratungen vor Ort möglich. Auch in der Schweiz und in Österreich verfügt ein Großteil der Suchtberatungsstellen über digitale Zusatzangebote, die anonym genutzt werden können. Hier nur einige Beispiele: SafeZone.ch (https://www.safezone.ch/de/ueber-safe-zone), checkit! (https://checkit.wien/beratung/), Suchtberatung pro mente (https://www.pmooe.at/angebotsdetails/onlineberatung-sucht) oder dialog (https://www.dialog-on.at/onlineberatung).

Ebenso spielen in der Suchtprävention und -therapie mobile Anwendungen eine immer wichtigere Rolle. Die blu:app des Blauen Kreuzes in Deutschland widmet sich der Aufklärung und Unterstützung bei Suchtproblemen. Sie bietet umfangreiche Informationen zu verschiedenen Suchterkrankungen und unterstützt Menschen, die ihren Konsum hinterfragen oder reduzieren möchten. Durch eine Kombination aus Wissensvermittlung und interaktiven Funktionen können die Nutzer entweder mit dem blu:Bot, einer automatisierten Chatfunktion, oder mit einem menschlichen Coach kommunizieren. Im Bereich Alkohol ermöglicht eine spezielle Funktion den Vergleich des tatsächlichen Konsums mit einem individuell festgelegten Limit.

CANNABISKONSUM »Quit the Shit« (https://www.quit-the-shit.net) versteht sich als digitales Programm, das Jugendliche und junge Erwachsene dabei unterstützt, ihren Cannabiskonsum zu reduzieren oder ihn ganz aufzugeben. Nach der Anmeldung füllen die Nutzerinnen und Nutzer einen Fragebogen aus, der als Grundlage für ein individuelles Feedback zum Konsum und zu möglichen Veränderungsstrategien dient. Der eigentliche Start des Programms erfolgt über einen Chat mit einem Mitglied des Beratungsteams, das die Teilnehmenden über einen Zeitraum von vier Wochen begleitet und persönliches Feedback zu den Tagebucheinträgen, Übungen und Reflexionsfragen gibt. »Quit the Shit« ist kostenlos, anonym und richtet sich nicht nur an diejenigen, die ganz aufhören, sondern auch an jene, die ihren Konsum reduzieren wollen. Das flexibel einsetzbare Programm ermöglicht eine niedrigschwellige und diskrete Unterstützung für alle, die gewillt sind, sich kritisch mit ihrem Cannabiskonsum auseinanderzusetzen.

GLÜCKSSPIEL Eine angepasste, aber sehr ähnlich aufgebaute Version gibt es in Form von »Check out« auch für Menschen mit Glücksspielsucht (https://www.check-dein-spiel.de/check-out/das-programm/). Bei »Neustart« handelt es sich ebenfalls um ein Trainingsprogramm zum Umgang mit problematischem Glücksspiel (https://www.neustart-spielerhilfe.de/Selbsthilfe-Programm.html). Es besteht aus zwei Einheiten: einem Online-Programm zum Erlernen von Selbsthilfetechniken und einem sogenannten Retraining zur Reduktion des Glücksspieldrucks. Es ist mehrsprachig verfügbar und kann anonym und kostenlos genutzt werden.

Auch Selbsthilfegruppen verlagern sich zunehmend ins Internet. So können Betroffene unabhängig von ihrem Wohnort Unterstützung in Anspruch nehmen. Das Blaue Kreuz bietet eine Vielzahl offener und themenspezifischer Online-Gruppen an, die allen Menschen offenstehen, die sich über ihre Suchtthematik austauschen möchten (https://www.blaues-kreuz.de/de/angebote-und-hilfe/sucht-selbsthilfe/selbsthilfe-online/gruppenangebote-finde-deine-online-gruppe).

VIRTUAL REALITY Seit einiger Zeit wird Virtual Reality (VR) auch in der Suchttherapie eingesetzt, um realitätsnahe Szenarien zu simulieren und Bewältigungsstrategien in einer kontrollierten Umgebung zu erlernen. Diese Technologie kann im Sinne einer Expositionstherapie eingesetzt werden, indem eine immersive Umgebung geschaffen wird, in der Patienten auch mit Suchtauslösern konfrontiert werden können, ohne realen Risiken ausgesetzt zu sein. VR-Systeme kombinieren Expositionen oft mit Biofeedback, um den Therapieerfolg zu messen und zu verbessern. So können Patienten lernen, ihre Reaktionen auf Suchtreize zu kontrollieren und zu verstehen, wie ihr Körper darauf reagiert.

Die Integration von VR in die Suchttherapie bietet viele Vorteile, zum Beispiel die Möglichkeit, die Therapie orts- und zeitunabhängig durchzuführen und den Therapieerfolg durch objektive physiologische Messungen zu dokumentieren. Die Kombination von VR und Biofeedback zeigt vielversprechende Ergebnisse, bedarf jedoch weiterer Forschung und technischer Verbesserungen (Hanshans u. a. 2021).

Chatbots

Je mehr Large Language Models wie ChatGPT oder Gemini Einzug in unseren Alltag halten und auch über Sprachausgabemöglichkeiten verfügen, desto häufiger werden sie vermutlich auch als Berater und Coaches eingesetzt werden. Dies kann zur Überbrückung belastender Lebensphasen durchaus eine Hilfe darstellen. Gleichzeitig besteht allerdings die Gefahr, dass Anthropomorphismen (Vermenschlichungen) blindes Vertrauen erzeugen und die Gefahr einer inadäquaten Reaktion auf komplexe Situationen wie Suizidalität übersehen wird. Zudem verstehen KI-Chatbots Emotionen nicht wirklich, sondern erkennen nur Muster in der Spracheingabe. Sie sind daher nicht in der Lage, emotionale Tiefe, Kontextverständnis und klinische Expertise vollständig nachzubilden.

Das folgende Beispiel zeigt, wie ein frei im Netz verfügbarer Chatbot (https://eve.gedenkseiten.de) auf die Anfrage eines emotional belasteten Nutzers reagiert.

BEISPIEL

»Eve«, der Bot, ist Trauerbegleiterin.

Eve: Hallo, Stefan! Ich bin Eve und hier, um dir zuzuhören. Möchtest du mir erzählen, wie es dir gerade geht?

Ratsuchender: Hallo, mein bester Freund ist vor einer Woche gestorben.

Eve: Es tut mir sehr leid zu hören, dass du deinen besten Freund verloren hast. Es ist sicher eine sehr schwierige Zeit für dich. Möchtest du über deine Erinnerungen an ihn sprechen?

Ratsuchender: Ja, wir haben viel Musik miteinander gemacht und jetzt ist er plötzlich weg.

Eve: Es klingt nach einer tiefen und bedeutsamen Verbindung, die ihr durch eure gemeinsame Leidenschaft für Musik hattet. Es ist normal, sich verloren zu fühlen, wenn jemand so Wichtiges plötzlich nicht mehr da ist. Gibt es eine besondere Erinnerung oder ein Lied von euch, das dir Trost spendet?

Ratsuchender: Wir haben die Songs immer gemeinsam komponiert.

Eve: Das klingt nach einer wundervollen Art, eure Freundschaft zu teilen und schöne Erinnerungen zu schaffen. Wenn du magst, könntest du vielleicht ein neues Lied komponieren oder eines von den gemeinsam erstellten Stücken spielen, um seine Erinnerung zu ehren. Hast du Lust, darüber nachzudenken?

Ratsuchender: Ich weiß nicht, vielleicht geht's mir dann noch schlechter.

Eve: Es ist völlig verständlich, dass du dir Sorgen machst. Es ist wichtig, auf deine Gefühle zu hören und nur das zu tun, womit du dich wohlfühlst. Möchtest du vielleicht über andere Wege sprechen, wie du mit deiner Trauer umgehen kannst?

Ratsuchender: Ja, hast du eine Idee?

Eve: Vielleicht könntest du einen Brief an deinen besten Freund schreiben und deine Gedanken und Gefühle aufschreiben. Oder es könnte hilfreich sein, dich mit anderen Freunden oder Familienmitgliedern auszutauschen, die ebenfalls um ihn trauern. Was denkst du über diese Ideen?

Ratsuchender: Ja, das ist sicher eine gute Idee. Aber es ist wirklich so, dass ich manchmal in der Früh nicht mehr aus dem Bett komme, weil ich mir denke, dass eh alles sinnlos ist.

Eve: Es ist verständlich, dass du in solchen Momenten das Gefühl hast, überwältigt zu sein. Es kann hilfreich sein, sich kleine Ziele für den Tag zu setzen und auch professionelle Hilfe in Betracht zu ziehen. Möchtest du darüber sprechen oder weitere Unterstützungsmöglichkeiten kennenlernen?

Ratsuchender: Ja, gerne.

Eve: Es ist mutig, nach Unterstützung zu suchen. Es gibt professionelle Trauerberatung und Therapeuten, die dir helfen können. Möchtest du darüber sprechen, wie du solche Hilfe in Anspruch nehmen kannst?

Laura M. Vowels und Kollegen (2024) untersuchten in einer Studie die Antworten von ChatGPT bei Beziehungsproblemen. Der Chatbot wurde so programmiert, dass er die Rolle eines Beziehungstherapeuten einnahm. Die Antworten sollten kurz und natürlich wirken und das Gespräch sollte sich über etwa 25 Dialogsequenzen erstrecken. Gegen Ende gab der Chatbot personalisierte Vorschläge, um den Teilnehmenden hilfreiche Denkanstöße zu geben. Die Erfahrungen der Ratsuchenden wurden anschließend in Interviews erhoben und inhaltsanalytisch ausgewertet. Die Teilnehmenden empfanden die Qualität der

Chatbot-Antworten als hilfreich, empathisch und therapeutisch fundiert. Einschränkungen bestehen vor allem bei der Risikoeinschätzung sowie bei der gemeinsamen Erarbeitung von Lösungen mit den Ratsuchenden.

Es ist anzunehmen, dass in Zukunft vermehrt kommerzielle Angebote wie »Wysa« auf den Markt kommen werden. Diese Chatbots simulieren empathisches Verstehen, bieten psychoedukative Inhalte an und helfen bei der Stimmungsregulation. Sie können deshalb als niedrigschwellige Unterstützung in der Behandlung von Menschen mit psychischen Problemen eingesetzt werden. Sie sind rund um die Uhr verfügbar, lernfähig und damit individuellen Bedürfnissen und Gegebenheiten anpassbar. Zudem ermöglichen sie einen anonymen Zugang zu einer Unterstützung ohne Zeitaufschub. Und auch die nächste Entwicklungsstufe, der Therapeut als Digital Twin, kündigt sich bereits an. Ein Beispiel ist »Eric AI« (https://www.eric-hegmann.de), ein Chatbot, der laut seiner Website mit den Interviews und Fallbeispielen des Paartherapeuten Eric Hegmann trainiert wurde und somit in seinem Stil antworten und intervenieren soll.

Angebote wie Chatbots werden zunehmend mehr auch in der psychiatrischen und psychosozialen Arbeit eingesetzt, denn sie können situativ flexibel von den Nutzenden zurate gezogen werden, die Selbstreflexion anregen und Zeiten zwischen Beratungsterminen überbrücken helfen. Dennoch beruhen sie letztlich auf Algorithmen und Mustererkennung. Sie simulieren Verstehen, verfügen jedoch selbst über kein eigenes Bewusstsein oder echtes Einfühlungsvermögen.

Selbstmanagement- und Selbsthilfe-Apps

Selbsthilfe-Apps sind mobile Anwendungen, die speziell entwickelt wurden, um Menschen mit psychischen Problemen bei der Bewältigung ihrer Symptome zu unterstützen. Sie können sowohl als Ergänzung zu einer Therapie als auch als eigenständiges Hilfsmittel eingesetzt werden. Diese Apps basieren auf wissenschaftlich fundierten Methoden und nutzen oft Elemente aus der kognitiven Verhaltenstherapie, der achtsamkeitsbasierten und der positiven Psychotherapie sowie der Schematherapie. Sind sie empirisch abgesichert, werden die Kosten in Deutschland im Rahmen der digitalen Gesundheitsversorgung von den Krankenkassen übernommen (https://diga.bfarm.de/de/verzeichnis). Positiv evaluierte Apps stehen inzwischen für folgende Diagnosen zur Verfügung: Depressive Störungen, verschiedene Formen von Angststörungen, Schlafstörungen, Essstörungen (Binge-Eating-Störungen und Bulimia nervosa), chronische Schmerzen, Suchterkrankungen (Alkoholabhängigkeit und Raucherentwöhnung), sexuelle Funktionsstörungen (Vaginismus oder Dyspareunie) sowie Persönlichkeitsstörungen (Borderline).

Die meisten Selbsthilfe-Apps bieten eine Kombination aus mehreren Modulen an:

Stimmungs- und Symptomtagebücher: Regelmäßige Dokumentation der eigenen Gefühlslage, um Muster und Auslöser zu erkennen.

Psychoedukation: Informationen über das jeweilige Störungsbild, Bewältigungsstrategien und psychotherapeutische Methoden.

Interaktive Übungen: Übungen aus der Kognitiven Verhaltenstherapie zur Bearbeitung dysfunktionaler Gedanken, Anleitung zu Achtsamkeits- und Entspannungsübungen.

Exposition: Insbesondere bei Angststörungen sind Module zur Planung, Durchführung und Reflexion von Expositionen integriert.

KI-basierte Chatbots und/oder Videos: Automatisierte Gesprächspartner, die emotionale Unterstützung bieten und psychologische Methoden vermitteln.

Soziale Unterstützung und Community-Funktionen: Einige Apps bieten Foren oder Peersupport, um den Austausch mit anderen Betroffenen zu ermöglichen.

Integration mit Wearables: In Verbindung mit Smartwatches und anderen Wearables können zum Beispiel Schlafmuster, körperliche Aktivitäten oder Herzfrequenzen überwacht werden.

Als besonders gut erforscht im Bereich der Depressionsbehandlung gilt zum Beispiel das Selbsthilfeprogramm »deprexis«®. In den Kernmodulen erfahren die Nutzerinnen und Nutzer, wie sie

- im Sinne einer Verhaltensaktivierung angenehme und lohnende Aktivitäten identifizieren und in ihren Alltag integrieren,
- Techniken der kognitiven Umstrukturierung anwenden, um realistischere und positivere Denkweisen zu entwickeln,
- Strategien zur Förderung eines gesunden Lebensstils nutzen, der das allgemeine Wohlbefinden und die psychische Gesundheit stärkt,
- Konzepte der Achtsamkeit und Akzeptanz verstehen und in ihren Alltag einbinden,
- einen strukturierten Ansatz zur Identifizierung und Bewältigung von Problemen nutzen,
- frühere Lernerfahrungen reflektieren und deren Zusammenhang mit depressiven Symptomen nachvollziehen,
- ihre Kommunikations- und Beziehungsfähigkeit gezielt weiterentwickeln,
- Prinzipien der positiven Psychologie nutzen, um persönliche Stärken und Ressourcen bewusst einzusetzen.

Ein sehr niedrigschwelliges Angebot stellt die Smartphone-App COGITO (https://clinical-neuropsychology.de/cogito/) dar, die Selbsthilfeübungen zur Steigerung des seelischen Wohlbefindens und zur Stärkung des eigenen Selbstwertgefühls zur Verfügung stellt. Sobald die App aktiviert ist, erhält man täglich kurze Übungen mit positivem Feedback und Motivationstipps. Das Übungsangebot ist vielfältig und beinhaltet auch kreative Elemente. Um sich der eigenen Werte, Fähigkeiten und Fertigkeiten bewusst zu werden, soll zum Beispiel auf einem leeren Blatt

Papier der Umriss der eigenen Hand nachgezeichnet werden. Der Daumen steht für alle Fähigkeiten und Fertigkeiten, der Zeigefinger gibt die Richtung an und steht für Werte und Ziele etc.

Einen anderen Ansatz verfolgt die DiGA »elona therapy« (https://www.elona.health), die als Anwendung zwischen Behandlungssitzungen konzipiert ist. Therapeutinnen und Therapeuten können aus vierhundert leitlinien- und manualbasierten Inhalten die für ihre Patientinnen und Patienten geeigneten Übungen auswählen und zur Verfügung stellen. Die App kann auf Rezept oder auf Selbstzahlerbasis erworben werden.

Natürlich gibt es auch eine Reihe von Apps auf dem Markt, die unspezifische Module wie Meditations- und Achtsamkeitsübungen oder interaktive Aktivitäten zur Stimmungsaufhellung (»Happify«) anbieten, oder Apps, die als digitales Stimmungs- und Aktivitätstagebuch fungieren (»Daylio«). Die meisten dieser Apps sind jedoch nur in der Basisversion kostenlos, während Premiumfunktionen ausschließlich im Rahmen eines Abonnementmodells verfügbar sind.

Ethische Herausforderungen

Grundlegende Elemente einer psychiatrischen oder psychotherapeutischen Behandlung basieren unter anderem auf Empathie, Vertrauen und einer individuellen, auf den Patienten zugeschnittenen Therapieplanung. Beim Einsatz digitaler Systeme ergeben sich daraus ethische Fragestellungen, die sowohl Datenschutz und Datensicherheit als auch Haftung und Qualitätssicherung betreffen. Die zentrale Frage in diesem Zusammenhang ist, wie digitale Therapieansätze in bestehende psychiatrische Konzepte integriert werden können, ohne anthropologische Prinzipien psychomedizinischer Behandlungsansätze zu ignorieren.

Psychotherapeutische Gespräche enthalten persönliche und intime Informationen über Gedanken, Gefühle und Erfahrungen der Patientinnen und Patienten. Als Gesundheitsdaten sind sie rechtlich gut geschützt und müssen entsprechend verarbeitet und gespeichert werden. Selbstlernende Algorithmen erzeugen oft ein Black-Box-Problem, da Entscheidungswege nicht immer nachvollziehbar sind. Dies widerspricht einem Grundprinzip der Psychotherapie im Sinne des »informed consent«: Die Behandlung muss für die Patientinnen und Patienten nachvollziehbar und transparent sein. Wenn beispielsweise ein Chatbot vorschlägt, eine bestimmte Therapiemethode oder Intervention anzuwenden, muss klar sein, warum genau diese Empfehlung ausgesprochen wurde.

Der Einsatz digitaler Systeme und Programme setzt eine genaue Aufklärung über Chancen, Risiken und Wirkungsweise sowie die Einwilligung der Patientinnen und Patienten voraus. Trotz aller Herausforderungen zeigt sich, dass digitale Systeme einen sinnvollen Beitrag zur psychosozialen und psychiatrischen Versorgung leisten können. Sie unterstützen die Arbeit von Fachkräften im psychiatrischen, psychotherapeutischen und psychosozialen Bereich, verbessern die Diagnostik, individualisieren Therapieprozesse und begleiten Patientinnen und Patienten zwischen den Sitzungen. Sie müssen jedoch ethisch verantwortungsvoll und nach klaren Richtlinien eingesetzt werden. Die Zukunft liegt vermutlich in hybriden Therapieansätzen, in denen Mensch und digitalbasierte Systeme zusammenarbeiten, um psychische Erkrankungen effektiver zu behandeln, ohne dabei die eigenen anthropologischen Grundlagen aus den Augen zu verlieren. > Ethik, Seiten 27ff., 100

Algorithmen werden auch in Zukunft keine psychiatrische oder psychotherapeutische Behandlung ersetzen, hybride Therapieansätze werden aber sehr wahrscheinlich. Dies wird zusätzliche Wirkungseffekte mit sich bringen.

Suizidalität als Herausforderung in der Online-Beratung

Suizidalität ist aus mehreren Gründen ein wichtiges Thema in der schriftbasierten Online-Beratung: Der anonyme und niedrigschwellige Zugang erlaubt es Menschen, sensible Themen anzusprechen, ohne sich persönlich zu exponieren. Insbesondere asynchrone Angebote wie die Mailberatung ermöglichen eine Erreichbarkeit rund um die Uhr. Suizidale Krisen können zu jeder Tages- und Nachtzeit auftreten, und bereits das Beschreiben der eigenen Situation bewirkt meistens eine erste Entlastung. Angebote wie die Telefonseelsorge, U25-Beratung für junge Menschen und andere Krisendienste berichten übereinstimmend von einer hohen Inanspruchnahme der Mailberatung oder des Sofortchats (der ohne Anmeldung direkt auf der Website gestartet werden kann) durch Menschen in suizidalen Krisen.

Risikoabschätzung

Eine erste Herausforderung bei der Begleitung suizidaler Menschen ist bereits die Risikoeinschätzung.

BEISPIEL

> Hallo, ich heiße Lena und bin 18 Jahre alt. Ich bin derzeit in psychologischer Behandlung. Ich habe jeden Tag Suizidgedanken und Versuche, mich umzubringen, habe ich schon sehr viele hinter mir. Ich treffe meine Therapeutin viel zu selten und kann eigentlich auch darüber nicht mit ihr sprechen, weil ich mich zu sehr schäme. Ach ja, ritzen mache ich natürlich auch. Meine Freunde und Familie unterstützen mich, aber ich kann ihnen nicht von meinen Suizidgedanken erzählen. Das wäre zu belastend für sie. Danke also für euer super Angebot, hier anonym schreiben zu können, denn heute ist wieder so ein dunkler Tag, an dem ich nur daran denke, wie ich mich umbringen könnte. LG Lena

Je nach technischen Voraussetzungen und Einstellungen haben manche Krisendienste gar nicht die Möglichkeit, IP-Adressen und damit die Identität der Anfragenden zu ermitteln. Dennoch bleibt die Frage der Risikoeinschätzung ein zentrales Thema in der Arbeit mit Suizidgefährdeten. In einer großen Metastudie, in die 365 Längsschnittstudien aus den letzten fünfzig Jahren eingeflossen sind, wurde versucht, potenzielle Risikofaktoren für die Vorhersage von Suizidversuchen zu identifizieren (Franklin u. a. 2017). Das ernüchternde Fazit des Studienleiters lautete, dass die Vorhersage zukünftiger Suizidgedanken und suizidalen Verhaltens nur etwa so gut sei wie zufälliges Raten. Tobias Teismann und Kollegen (2019) schlagen daher als Alternative eine kollaborative Behandlungsplanung vor. Dabei steht nicht die Prognose im Mittelpunkt, sondern die Betroffenen werden in Entscheidungsprozesse einbezogen.

Eine Abklärung bekannter Risikofaktoren ist trotzdem notwendig, da das Gespräch über Suizidalität an sich schon eine wirksame Intervention darstellt und die Einengung reduzieren kann. Fragen können sein:

- Welche Geschichte und welche Erfahrungen stehen hinter dem suizidalen Erleben?
- Was wünscht sich der Patient von der Behandlung/Beratung?
- Welche modifizierbaren Risikofaktoren gibt es?
- Als wie gefährdet schätzt sich die Patientin ein?
- Was braucht der Patient, um sich sicherer zu fühlen?
- Welche evidenzbasierten Interventionen sind notwendig und sinnvoll?

Grenzen einer kollaborativen Behandlungsplanung bestehen bei Alkohol- und Drogenkonsum, psychotischen Symptomen, schweren depressiven Zuständen und starken Übererregungssymptomen. Im Gegensatz zur Einschätzung des Suizidrisikos kann der Zustand der Freiverantwortlichkeit jedoch in der Regel objektiver bestimmt werden (Teismann & Friedrich 2021).

Der Vorteil asynchron-schriftbasierter Online-Hilfen liegt darin, dass die Antworten sorgfältig und bewusst gewählt werden können, was gerade bei einem so sensiblen Thema wie Suizidalität von besonderer Wichtigkeit ist. Allerdings erreichen die Antworten die Betroffenen erst zu einem späteren Zeitpunkt, im schlimmsten Fall zu spät. Hier sind Sofortchats, wie sie zum Beispiel die österreichische Telefonseelsorge anbietet, besser geeignet. Studien zeigen, dass Suizidalität mit hoher Wahrscheinlichkeit vorübergehend auftritt und ein akutes Suizidrisiko in der Regel innerhalb kurzer Zeit wieder abnimmt (Stanley & Brown 2012). Das scheint auch bei chronischer Suizidalität zu gelten, auch wenn es in diesem Fall zu einer Häufung suizidaler Krisen kommt.

Suizidprävention

In der Arbeit mit suizidalen Menschen ist der rasche Aufbau einer positiven professionellen Beziehung einer der wichtigsten Wirkfaktoren. Studien belegen, dass sich die Bewertung der professionellen Beziehung signifikant verbessert, wenn durch Signalwörter wie »erzählen« und »Geschichte« ein narrativer Fokus gesetzt wird (Michel & Valach 2011). In der Mail-, Messenger- und Chatberatung bieten sich folgende Formulierungen an:

- »Bitte erzählen Sie mir Ihre Geschichte in Ihren eigenen Worten. Wie ist es zu diesem Suizidversuch gekommen?«
- »Warum tauchen diese Suizidgedanken gerade jetzt auf? Ich höre dir gerne zu, wenn du mir deine Geschichte erzählen möchtest. Und ich lese auch gerne, wenn du über deine Anstrengungen und deine Müdigkeit dem Leben gegenüber schreiben möchtest.«

Der zweite wichtige Wirkfaktor der Suizidprävention betrifft die Einschränkung des Zugangs zu gefährlichen Tötungsmitteln (»means restriction«). Es gibt empirische Belege dafür, dass Menschen, die sich für eine bestimmte Suizidmethode entschieden haben, nicht auf eine andere Methode ausweichen (Teismann & Glasow 2021). Daher ist es notwendig, sehr schnell herauszufinden, wie suizidgefährdete Menschen ihre Tötungsabsichten umsetzen wollen. Der Versuch, eine Vereinbarung über die Beschränkung des Zugangs zu diesen Mitteln zu erreichen, ist eine logische Interventionsfolge.

- »Könnten Sie einer Vereinbarung zustimmen, die Medikamente, mit denen Sie sich das Leben nehmen wollen, zu einem Freund zu bringen? Zumindest solange diese Suizidgedanken anhalten?«

Es ist davon auszugehen, dass bei Menschen, die sich mit suizidalen Gedanken an eine Online-Beratungsstelle wenden, *mehrere* innere Stimmen aktiv sind. Oft schwanken sie zwischen dem Wunsch, zu sterben, und dem Wunsch nach einem besseren Leben, von dem sie aber nicht wissen, wie sie ihn umsetzen sollen. Die Anerkennung dieser Ambivalenz eröffnet die Chance, dass es Wahlmöglichkeiten gibt. In der Mailberatung können zum Beispiel folgende Formulierungen verwendet werden:

- »Das klingt für mich so, als wäre Ihre Entscheidung, sich das Leben zu nehmen, schon gefallen. Trotzdem sind Sie jetzt hier und haben die Gelegenheit zu einem Dialog mit mir wahrgenommen. Kann es sein, dass es da vielleicht auch eine Stimme in Ihnen gibt, die weiterleben möchte? Welche Argumente könnte diese Stimme haben?«
- »Wenn ich dich richtig verstanden habe, dann ist dir momentan einfach alles viel zu viel und die Gedanken, sich das Leben zu nehmen, werden immer stärker. Du hast dich bei uns gemeldet, und das finde ich sehr gut und mutig. Weißt du, ich verstehe das auch so, dass es eine Stimme in dir gibt, die sich noch nicht so sicher ist und die vielleicht auch weiterleben will. Siehst du das auch so?«
- »Hm, Anne, ich weiß aus anderen Beratungen, dass viele Menschen, die Suizidgedanken haben, nicht ausschließlich den Wunsch haben, zu sterben. Ja, oft ist es die Überzeugung: ›So will ich nicht mehr

weiterleben, aber ich weiß auch nicht, wie es anders gehen soll.‹ Viele dieser Menschen fühlen sich dann verzweifelt und mutlos. Und sie möchten einen anderen Weg finden und etwas daran verändern, wenn sie sich zum Beispiel abgelehnt und nicht liebenswert fühlen. Vielleicht geht es also gar nicht so sehr um den Wunsch, zu sterben, sondern darum, besser leben zu können. Ist das bei Ihnen auch so?«

Selbstverständlich sind soziale Ressourcen ein wichtiger Puffer gegen suizidale Handlungen. Allerdings ist ein fehlendes oder ein feindlich erlebtes Umfeld auch ein wichtiger Auslöser für suizidale Krisen. Es lohnt sich also, weitere Ressourcen zu evaluieren oder dabei zu helfen, versteckte Ressourcenquellen freizulegen.

- »Trotz all dieser hochbelastenden Umstände in Ihrem Leben: Wie haben Sie es bisher geschafft, zu überleben bzw. den Wunsch, zu sterben, noch nicht in die Tat umzusetzen? Was trägt vielleicht trotz allem in Ihrem Leben?«
- »Vielleicht können wir zusammen auch über etwas sprechen, was dir in dunklen Momenten Halt geben kann: eine ›Hope Box‹. Das ist eine Sammlung von Dingen, die mit Gegenständen angefüllt wird, die an persönliche Gründe für das Weiterleben erinnern: Fotos von Menschen, die dir wichtig sind, kleine Erinnerungen an schöne Momente, inspirierende Zitate oder sogar eine Liste von Dingen, die dir irgendwann Freude bereitet haben. Was denkst du, wäre das etwas, was wir gemeinsam überlegen könnten?«

Das Konzept der »Safety Planning Intervention« ersetzt zunehmend Anti-Suizid-Verträge (Stanley & Brown 2012). Entlang individueller Warnzeichen werden Bewältigungsstrategien exploriert und Sicherheitsmaßnahmen hierarchisiert.

BEISPIEL

Die Behandlung des 16-jährigen Ben erfolgt im Rahmen eines Blended-Therapy-Konzepts, da er es in seinen wiederkehrenden depressiven Phasen nicht schafft, zur Therapie zu kommen. Ben wird auch von einer niedergelassenen Psychiaterin betreut. Während suizidaler Krisen tauschen sich Psychiaterin und Psychotherapeut über notwendige Maßnahmen aus und versuchen, gemeinsam mit Ben zu einvernehmlichen Entscheidungen zu kommen. In einer ruhigeren Phase willigt Ben ein, einen Sicherheitsplan zu entwickeln, der im Fall von Suizidalität zur Anwendung kommen soll. Der folgende Auszug ist die Mailantwort des Psychotherapeuten an Ben, in der die in der letzten Behandlungsstunde erarbeiteten Punkte schriftlich zusammengefasst werden:

Vielen Dank für deine Überlegungen zum »Sicherheitsplan«. Ich fasse sie hier noch einmal aus deiner Sicht zusammen, also in Ich-Form. Wenn der Plan für dich so passt, dann kannst du ihn ausdrucken oder auf deinem Handy abspeichern, sodass du ihn jederzeit zur Verfügung hast.

Sicherheitsplan:

1. Wenn ich merke, dass meine Kreisgedanken wieder beginnen und ich vermehrt darüber nachdenke, mir das Leben zu nehmen, dann schütze ich mich selbst, indem ich mich ablenke: Lieblingsmusik auflegen, Fortnite spielen, Gegenreize (kalte Dusche, Chili …).
2. Wenn ich merke, dass ich länger als zehn Minuten darüber nachdenke, wie ich mir konkret das Leben nehmen könnte, dann schütze ich mich, indem ich mich an Orte begebe, an denen Menschen sind (Kaffeehaus, Einkaufszentrum …)
3. Wenn ich merke, dass Suizidgedanken auftreten, beginne ich mit meinem Therapeuten online Schach zu spielen, mache mindestens einen Zug pro Tag und schreibe einen Satz über meine Befindlichkeit in den Chat.

4. Wenn ich merke, dass ich nicht mehr gegen die Suizidgedanken ankämpfe, dann schütze ich mich, indem ich:

- Lena anrufe (Tel.: 12345) bzw. zu ihr gehe,
- meine Mutter informiere,
- mit der Kids-Line chatte (https://www.kids-line.at).

Wenn ich merke, dass ich ganz genau weiß, wann, wo und wie ich mir das Leben nehmen werde, dann rufe ich meinen Therapeuten an (Tel.: …). Falls ich ihn nicht erreiche, fahre ich mit meiner Mutter in die psychiatrische Ambulanz (Adresse: …).

Spätestens ab Stufe 4 bringe ich alle »gefährlichen« Medikamente zu Lena.

Bitte lies dir diesen »Sicherheitsplan« ganz genau durch und schaue, ob du noch etwas ändern möchtest und ob du ihn so unterschreiben kannst. Wir haben ja vereinbart, dass du auch »kreativ« unterschreiben kannst, also zum Beispiel mit einem ganz persönlichen Symbol oder einem Meme ;-).

Da Suizidgedanken sich sehr rasch intensivieren können, sind niedrigschwellige Angebote wie Sofortchats ein probates Mittel im Sinne der Suizidprävention. Ein konkretes Beispiel soll dies verdeutlichen:

BEISPIEL

Klientin: Ich weiß nicht mehr weiter.

Berater: Hallo, ich bin froh, dass du hier bist. Wir haben heute bis zu 50 Minuten Zeit für den Chat. Wie darf ich dich denn ansprechen?

Klientin: Marie

Klientin: Es ist alles so schwer, ich habe Suizidgedanken.

Berater: Das tut mir leid zu hören. Magst du mir deine Geschichte erzählen, wie es zu den Suizidgedanken gekommen ist?

Klientin: Ja, also es kommt immer wieder und ich fühle mich einfach so allein.

Berater: Ja, Alleinsein kann wirklich sehr belastend sein.

Klientin: Es sind so viele Dinge und alles überfordert mich. Ich hasse mich selbst und eigentlich denke ich jeden Tag daran, zu sterben.

Berater: Hm, Marie, das klingt, als hättest du viel durchgemacht.

Klientin: Ja, und ich habe schon so viel versucht, aber nichts hat geholfen.

Berater: Und trotzdem bist du hier. Wie hast du es denn eigentlich geschafft, weiterzumachen?

Klientin: Ich weiß nicht. Vielleicht wegen meiner Schwester.

Berater: Sie scheint dir also sehr wichtig zu sein. Magst du mir von ihr erzählen?

Klientin: Sie ist die Einzige, die mich manchmal versteht. Aber sie kann mir auch nicht helfen. Niemand kann das.

Berater: Ja, okay, es ist so wichtig, jemanden zu haben, der einen versteht oder versucht, einen zu verstehen.

Berater: Darf ich dich fragen: Wie konkret sind deine Suizidgedanken eigentlich?

Klientin: Sehr konkret. Ich werde die Tabletten nehmen und endlich Ruhe haben.

Berater: Danke, dass du mir diese Gedanken anvertraust. Hast du die Tabletten schon da?

Klientin: Ja, drei volle Packungen.

Berater: Du klingst da ja sehr entschieden, Marie, und trotzdem bist du hier im Chat. Kann es sein, dass es zusätzlich noch eine Stimme in dir gibt, die sich da noch nicht so ganz 100-prozentig sicher ist?

Klientin: Wahrscheinlich schon

Berater: Und was würde diese Stimme sagen?

Klientin: Na ja, das kannst du deiner Schwester nicht antun. Die würde sich so viele vorwüfe machen, dass sie es nicht geschafft hat, mich davon abzuhalten

Berater: Ja, das kann ich mir vorstellen.

Berater: Es ist halt beides da: die Sehnsucht nach Ruhe und dass das alles aufhört und die Sorge um die Schwester.

Klientin: Ja, genau.

Berater: Beim Zuhören habe ich mir gerade gedacht: Vielleicht geht es gar nicht so sehr um den Wunsch, zu sterben, sondern um die Sehnsucht nach Ruhe, also eigentlich geht es um den Wunsch nach einem besseren Leben. Aber es gibt momentan überhaupt keine Idee, wie das gelingen könnte?

Klientin: Hm, so könnte man das auch sehen.

Berater: Na ja, das geht wahrscheinlich nicht von jetzt auf gleich, aber dabei würde ich dich gerne unterstützen.

Klientin: Wobei?

Berater: Wie das Leben wieder besser werden könnte.

Klientin: Das schaffst du nicht. Und wie soll das auch gehen? Die Gedanken werden dann so stark, da hab ich keine Chance.

Berater: Ja, ich weiß, es geht zunächst einmal um kleine Schritte. Der wichtigste wäre, die Tabletten außer Haus zu geben. Wem könntest du sie geben?

Klientin: Meiner schwester

Berater: Ja, danke, das ist wirklich eine gute Idee.

Klientin: Und davon wird mein Leben besser? *ironieoff*

Berater: Sorry, jetzt war ich wohl zu direkt. Oder?

Klientin: Passt schon.

Berater: Sag mal, wenn ich dich fragen würde, welche Gegenstände, Symbole, Texte, Songs etc. dich daran erinnern, warum es sich lohnen könnte, weiterzuleben, gibt es da etwas, was dir als Erstes einfällt?

Klientin: Dark side oft the moon.

Berater: Oh, ich habe dich eigentlich für jünger geschätzt ;-)

Klientin: Bin erst 22, mag aber trotzdem pink floyd :-).

Berater: Super, ich auch :-).

Berater: Und die große Frage, wie der Mond es ständig schafft, die Sonne zu verdunkeln.

Klientin: Genau.

Berater: Ja, Marie, danke auf jeden Fall für dein Vertrauen. Ich bin gerne da und höre dir zu. Ich habe heute viel von deiner Verzweiflung gespürt und auch von unterschiedlichen Stimmen in dir gehört, die sich noch nicht so ganz sicher sind, wie sie sich entscheiden sollen. Wenn das für dich passt, ja, dann können wir gerne einen neuen Termin ausmachen. Vielleicht magst du mir dann ja auch erzählen, wie es konkret zu deinen Suizidgedanken gekommen ist.

Klientin: Ja, passt, aber ich verspreche nix. Nächsten montag geht.

Berater: Okay, 18:00?

Klientin: Ja, bis dann.

Da eine Risikoabschätzung mit herkömmlichen Mitteln online derzeit kaum möglich erscheint, ruhen die Hoffnungen diesbezüglich vor allem auf Ansätzen, die auf Echtzeitmonitoring und künstlicher Intelligenz basieren. Offen bleibt jedoch die Frage, wie weit eine Datensammlung mit Vollüberwachung zur Risikominimierung gehen darf. »Just-in-Time Adaptive Interventions« (JITAIs) verstehen sich in diesem Zusammenhang als personalisierte Ansätze, die über mobile Endgeräte auf den aktuellen Zustand einer Person reagieren und gezielte Unterstützung anbieten. Bevor Interventionen ausgelöst werden können, ist eine fortlaufende Datensammlung über Sensoren in Smartphones, Wearables oder auch durch regelmäßige Befragungen notwendig. Diese Daten werden durch Algorithmen analysiert, um das individuelle Risiko, zum

Beispiel für suizidales Verhalten, einzuschätzen. Die Interventionen können sehr vielfältig sein und reichen von unterstützenden Textnachrichten über die Anleitung zu Entspannungsübungen und Erinnerungen an soziale Kontakte bis hin zu Hinweisen auf professionelle Hilfe. Je mehr Daten über eine Person vorliegen, desto individueller und passgenauer kann die Intervention ausfallen. Ein wesentlicher Vorteil von JITAIs ist ihr adaptiver Charakter, das heißt, sie passen sich im Laufe der Zeit an die sich verändernden Bedürfnisse der betroffenen Person an. Empirische Studien im Bereich des suizidalen Verhaltens stehen noch aus, jedoch wird ihnen von Fachleuten ein großes Potenzial bescheinigt (Coppersmith u. a. 2022). > Individuelle Passung, Seiten 23f., 50f.

Einen anderen Ansatz verfolgt der Krisenkompass der Telefonseelsorge. Diese kostenlose und DSGVO-konforme App ist eine Art Notfallkoffer für Krisensituationen. Ähnlich wie bei der oben beschriebenen Hope Box können positive Gedanken, Fotos, Texte, Lieder oder Tagebucheinträge gespeichert werden. Zusätzlich stehen psychoedukatives Material und Notfallkontakte zur Verfügung.

In der Arbeit mit suizidalen Personen können digitale Angebote Kontaktlücken schließen; bestimmte Tools stellen eine neue Form der Anti-Suizid-Verträge dar.

Digitale Medien in der Behandlung von Jugendlichen und jungen Erwachsenen

Kinder und Jugendliche wachsen heute wie selbstverständlich mit digitalen Medien auf. So verwundert es auch nicht, dass sehr früh Ideen entwickelt wurden, wie digitale Kanäle und digitalbasierte Interventionen mit dieser Altersgruppe zusammengebracht werden können. Viele therapeutische Konzepte lassen sich in Spielumgebungen gut übersetzen, etwa das Entwickeln von Problemlösestrategien oder das Üben sozialer Interaktionen. Die intrinsische Motivation beim Gaming könnte therapeutische Prozesse unterstützen, da die jungen Menschen von sich aus engagiert bei der Sache sind. Trotzdem konnte sich der Gamification-Ansatz im psychotherapeutischen Umfeld nie richtig durchsetzen. Das hat vielleicht auch damit zu tun, dass die Gamingkultur für viele Jugendliche ein wichtiger Teil ihrer Identität ist, den sie vor einer therapeutischen Vereinnahmung schützen wollen.

Digitale Medien spielen in der Arbeit mit jungen Menschen in zweierlei Hinsicht eine Rolle: Einerseits können sie durch exzessives Nutzungsverhalten oder andere schädliche Auswirkungen zum Inhalt einer therapeutischen Behandlung werden. Andererseits bieten sie die Chance, Jugendliche in einer vertrauten Umgebung abzuholen, indem sie mit großer Selbstverständlichkeit in Behandlungsprozessen eingesetzt werden.

Aufforderungscharakter digitaler Medien

Jedes Medium hat seinen eigenen Aufforderungscharakter. Daher ist es notwendig, bei der Entscheidung für den Einsatz bestimmter Medien mögliche Indikationen sowie prozess- und entwicklungspsychologische Aspekte zu berücksichtigen. Diese Erkenntnis gilt auch für Medien aus dem digitalen Bereich. Ein konkretes Beispiel soll den Zusammenhang verdeutlichen:

BEISPIEL

Sophie, 17 Jahre, lebt in einer therapeutischen Wohngemeinschaft und leidet an einer Posttraumatischen Belastungsstörung. In ihrer Herkunftsfamilie war Gewalt, vor allem durch den Vater, an der Tagesordnung. So konnte sie das Wohnzimmer der Familienwohnung nicht beschreiben, da sie dort als Kind ein Zutrittsverbot hatte. Die ersten Monate der Therapie waren vor allem mit Safe-Place- und Stabilisierungsarbeit ausgefüllt. Dann näherte sich Sophie immer mehr den konkreten Gewaltszenen aus ihrer Vergangenheit und wollte diese gemeinsam mit dem Therapeuten noch einmal anschauen.

Der Therapeut schlug vor, die Traumakonfrontation mithilfe von Stop-Motion-Videos durchzuführen (nach Altendorfer-Kling 2021). Ein Stop-Motion-Video ist eine Animationstechnik, bei der einzelne Fotos von Objekten und Szenen aufgenommen werden, die zwischen den Aufnahmen leicht bewegt und verändert werden können. Wenn diese Fotos dann schnell hintereinander abgespielt werden, entsteht die Illusion einer Bewegung, ähnlich wie bei einem Daumenkino. Entsprechende Apps sind für jedes Smartphone kostenlos oder für wenig Geld erhältlich. Der Aufforderungscharakter dieses Mediums kommt der Traumaarbeit in idealer Weise entgegen, da ein ständiger Wechsel zwischen Annäherung und Distanzierung, zwischen Kontrollerfahrung und Rekonstruktion der Szenen möglich ist.

Sophie stellt in ihrem Video einzelne Gewaltszenen über Playmobilfiguren nach und unterlegt sie in der Nachbearbeitung mit Musik, die die Dramatik zusätzlich betonen. Die Nachbearbeitung der Videos mit Musik, Texten oder auch einer eigens eingesprochenen Audiospur sind ein wesentlicher Teil dieser Arbeit, da sie Selbstwirksamkeit ermöglicht und den Szenen einen subjektiven Interpretationsrahmen verleiht. Sophie selbst beschreibt die letzte Szene als den wichtigsten Teil ihres kurzen Animationsfilms: Sie öffnet die Tür und verlässt die Wohnung.

Eine besonders schnelle Interventionsmöglichkeit stellt der Einsatz von Memes dar. Memes sind Bilder, die mit kurzen Textbausteinen verknüpft werden und so neue, oft ironische Bedeutungsebenen schaffen. Die Erstellung solcher Memes ist auch für technische Laien problemlos möglich, da im Internet spezielle Meme-Generatoren zur Verfügung stehen.

Mithilfe dieser visuellen Werkzeuge können beispielsweise aktuelle Gefühlszustände ausgedrückt oder Familienmitglieder als Teil von Problem- und Lösungsszenarien symbolisch dargestellt werden (Hintenberger & Böckle 2023).

Ähnliches gilt für selbst erstellte Pokemon-Karten, die ebenfalls mittels Online-Generatoren erstellt werden können.

BEISPIEL

Der achtjährige Björn leidet unter vielfältigen Ängsten. Um sich in angstauslösende Situationen zu wagen, wird in Therapiesitzungen ein innerer Begleiter aufgebaut, der ihn bei den Übungen unterstützt. Er entscheidet sich für eine Pokemon-Figur, die er ausdrucksstark zu Papier bringt. Anschließend wird die Figur fotografiert, in eine Pokemon-Karte integriert und zusätzlich mit persönlichen Inhalten angereichert. Die Karte steht dann sowohl digital als auch haptisch für Angstsituationen zur Verfügung.

Es existieren weitere Möglichkeiten:

Messengerkommunikation: Jugendliche Patientinnen und Patienten können angeregt werden, einen sicheren Messenger (etwa Signal) für die Kommunikation zwischen den Stunden zu nutzen. Über diesen Kanal kann auch Therapiematerial aus der Stunde in digitalisierter Form zur Verfügung gestellt werden. Gerade in Krisenzeiten hat sich die Messengerkommunikation oft als hilfreich erwiesen und zur Stabilisierung beigetragen. Manche Jugendliche nutzen die textbasierte Kommunikation auch, um schwierige Themen zu verschriftlichen, bevor sie in der Therapiestunde darüber sprechen können.

Apps und KI: Apps wie AUTHARK (App-unterstützte Therapie-Arbeit für Kinder) oder JAY (Journaling App for Youth) sind für den Einsatz während einer Psychotherapie konzipiert. Erarbeitete Bewältigungsstrategien sollen so besser im Alltag verankert und Diagnostik und Verlaufskontrolle optimiert werden. Alle Daten verbleiben nur auf dem Smartphone und werden nicht digital übertragen.

Peerangebote im Internet: Das Projekt »open2chat« (https://open2chat.at) ermöglicht es Jugendlichen, sich anonym und kostenlos online mit Gleichaltrigen über persönliche Anliegen auszutauschen. Die ehrenamtlichen Begleiterinnen werden von erfahrenen Supervisorinnen – Beraterinnen und Psychotherapeutinnen der Caritas-Familienberatungsstellen – fachlich unterstützt. Online-Beratung für Jugendliche und Eltern findet sich auch auf der Seite der Bundeskonferenz für Erziehungsberatung (https://bke.de).

Das Angebot »safe.space« wiederum (https://www.promentejugend.at/portfolio-item/safe-space/) fördert die psychische Gesundheit junger Menschen durch die Zusammenarbeit mit Peers. In eigens gestalteten Online-Räumen auf Instagram und TikTok werden Erfahrungsberichte, Informationen und Handlungsmöglichkeiten rund um das Thema psychische Gesundheit zeit- und ortsunabhängig vermittelt.

Chatbot-assistierte Nachsorge: iCAN (intelligente, Chatbot-assistierte ambulante Nachsorge). Hier werden junge Menschen zwischen 13 und 25 Jahren mit Depressionen bei der Wiedereingliederung in den Alltag nach einem Klinikaufenthalt unterstützt. Das dreimonatige Nachsorgeprogramm kombiniert eine KI-gestützte Chatbot-Anwendung mit psychologischer Telefonbetreuung. Eine Studie zur Überprüfung der Wirksamkeit läuft zurzeit. Das Projekt erfolgt in Zusammenarbeit mit 31 Kliniken in Deutschland sowie von Berufs- und Fachverbänden, der Bundespsychotherapeutenkammer und der Stiftung Deutsche Depressionshilfe und Suizidprävention. Ziel ist es, iCAN flächendeckend in der Regelversorgung zu integrieren. Um die Therapieerfolge zu stabilisieren, werden in der Nachsorge psychologische Tele-Gespräche sowie ein Chatbot-basiertes Kompetenztraining auf der Basis kognitiver Verhaltenstherapie angeboten.

Exzessives Medienverhalten

Die JIM-Studie (MPFS 2024) belegt seit Jahren die nahezu flächendeckende Verbreitung digitaler Endgeräte bei Jugendlichen und zunehmend auch bei Kindern (MPFS 2022). Jedoch ist die tägliche Online-Nutzung im Jahr 2024 auf rund zweihundert Minuten zurückgegangen und liegt damit teilweise sogar unter den Zahlen vor der Coronapandemie. Seit Jahren wird WhatsApp von Jugendlichen am häufigsten genutzt (96 Prozent täglich oder mehrmals pro Woche), gefolgt von Instagram (62 Prozent), TikTok (54 Prozent) und Snapchat (52 Prozent). Ähnlich hohe Nutzungszahlen finden sich im Bereich digitaler Spiele. Es ist davon auszugehen, dass es auch eine soziale Praxis jenseits der jeweiligen Nutzung digitaler Medien im Sinne eines Sprechens über Erfahrungen in diesen Umgebungen gibt. Wer sich also als Jugendlicher nicht in Umgebungen mit digitalen Medien aufhält, erlebt möglicherweise einen sozialen Ausschluss.

GAMING DISORDER Nach langen Diskussionen wurde »Gaming Disorder«, nicht jedoch eine exzessive Social-Media-Nutzung, als eigenständiges Störungsbild in die ICD-11 aufgenommen. Als diagnostische Kriterien gelten ein Verhaltensmuster mit den Hauptmerkmalen der beeinträchtigten Kontrolle über das Spielverhalten, zunehmende Priorisierung des Spielens gegenüber anderen Aktivitäten sowie Fortsetzung oder Intensivierung des Spielens trotz negativer Konsequenzen. Die genannten Kriterien müssen über einen Zeitraum von zwölf Monaten beobachtbar sein. Unabhängig davon, dass Suchtkriterien jeweils soziokulturell gerahmt sind und sich auch wieder ändern können, stellt sich die Frage, wie mit diesem »Dauerbrenner« in der Kinder- und Jugendpsychiatrie sowie in der niedergelassenen Praxis umgegangen werden soll, ohne gleich eine ganze Generation unter Suchtverdacht zu stellen (zu entsprechenden Manualen siehe: Wölfling u. a. 2022; Illy & Florack 2021; Hintenberger 2012).

Wer im psychotherapeutischen oder psychiatrischen Kontext mit Gamern arbeitet, muss über die Faszinationskraft von Computerspielen Bescheid wissen. Neben intrinsischen Motiven wie der Möglichkeit, durch Spielen den Anforderungen des Alltags zu entfliehen, eignen sich Computerspiele aufgrund ihrer Levelstruktur besonders für Flow-Erlebnisse. Sie werden aktiv zur Beeinflussung der eigenen Stimmung genutzt und ermöglichen ohne großen Aufwand Selbstwirksamkeitserfahrungen. Nicht zu unterschätzen sind die sozialen Aspekte, da Online-Games meist in Gruppen gespielt werden und der Teamspeak nicht nur für Strategiebesprechungen (Computerspiele sind auch symbolische Selbstrepräsentationen), sondern auch für den Austausch über persönliche Themen genutzt wird.

Interessierte Zugewandtheit und authentisches Interesse bedeuten für den diagnostischen Prozess, sich nicht auf den Einsatz von Fragebogen zu beschränken, sondern einen narrativen Fokus in den Mittelpunkt zu stellen. Das Führen eines Spieltagebuchs, in dem neben der quantitativen Erfassung der Spielpraxis auch besondere Spielereignisse, Erfolge und Misserfolge sowie die vorherrschenden Gedanken und Gefühle festgehalten werden, hilft, die Ursachen hinter den Ursachen zu erfassen. Insgesamt sollte eine wertschätzende Haltung vorhanden sein, die das Spielverhalten als (wenn auch dysfunktionalen) Bewältigungsversuch versteht.

FAMILIENGESPRÄCHE Digitale Medien sind sowohl im schulischen als auch im familiären Umfeld ein Brennpunktthema. Dabei steht meist die Frage im Vordergrund, wie lange Kinder und Jugendliche spielen dürfen, selten aber, was sie daran fasziniert. Dies verstellt oft den Blick auf die vielfältigen Ursachen, warum sich das Spielverhalten in eine exzessive Richtung entwickelt hat. Als echter Türöffner hat sich in Familiengesprächen eine gemeinsame Reise in die eigene Medienvergangenheit bewährt. Diese Methode schafft eine vertrauensvolle Gesprächsatmosphäre und öffnet meist Räume für den weiteren Dialog.

Ziel von Familiengesprächen sollte es sein, jenseits eines Schwarz-Weiß-Denkens einen differenzierten und konstruktiven Blick auf digitale Medien zu entwickeln. Ein wichtiger Ansatzpunkt ist dabei das authentische Interesse der Eltern an der digitalen Lebenswelt ihrer Kinder, das sich auch im gemeinsamen Spielen ausdrücken kann. Medien sollten weder als Belohnungs- noch als Bestrafungsinstrument eingesetzt werden, da dies ihre Bedeutung unangemessen auflädt. Ein zentrales Element der Familienarbeit ist die gemeinsame Entwicklung nachvollziehbarer Regeln und Konsequenzen, die dem jeweiligen Entwicklungsstand des Jugendlichen angepasst sind. Diese sollten schriftlich festgehalten werden und verschiedene Aspekte von der Spielauswahl, der Nutzungsdauer und den Zeitfenstern bis hin zu Fragen des Datenschutzes und des Verhaltens bei Problemen im Internet umfassen. Gleichzeitig gilt es, die Qualität der Mediennutzung zu fördern und zu einem bewussten und kreativen Umgang mit digitalen Angeboten anzuregen. Nicht zuletzt sind Eltern aufgefordert, ihren eigenen Medienkonsum kritisch zu reflektieren, da sie eine wichtige Vorbildfunktion haben.

SOCIAL MEDIA Die Ambivalenz digitaler Phänomene zeigt sich auch im Zusammenhang mit Social Media. Soziale Netzwerke eröffnen neue Wege der Kommunikation und können als Bewältigungsstrategie gegen die Fragmentierung des modernen Lebens verstanden werden, indem sie einen vernetzten Individualismus fördern (Raine & Wellman 2012). Sie bieten Möglichkeitsräume, die eigene Identität vielfältig zu konstruieren und zu erproben. So finden viele junge Menschen in sozialen Netzwerken Zugehörigkeit und Bestätigung. Nicht zuletzt haben sich soziale Medien im Zeitalter der »transzendentalen Obdachlosigkeit« (Lukács 1920) als kryptoreligiöse Umgebungen manifestiert, die Orte der Gemeinschaft mit ritualisierten Abläufen, Influencer mit ihren Heilsversprechen als neue Propheten und Virtualität als Hauch der Ewigkeit anbieten. Soziale Medien sind zudem Orte, an denen Ängste und Unsicherheiten verstärkt, unrealistische Körperbilder und Fake News verbreitet und maligne Meinungsblasen erzeugt werden.

Die Arbeit mit Jugendlichen und jungen Erwachsenen im psychosozialen Kontext erfordert Kenntnisse über die Wirkungsweisen der verschiedenen Social-Media-Kanäle. Dabei ist es besonders wichtig, zu verstehen, wie Algorithmen funktionieren, um die psychischen und sozialen Auswirkungen dieser Technologien besser einordnen zu können. In der Welt der sozialen Medien werden Algorithmen häufig für Empfehlungssysteme verwendet, deren genaue Funktionsweise oft unbekannt bleibt. Sie helfen uns, Inhalte zu finden, die unseren Vorlieben entsprechen. Doch Algorithmen bergen auch Risiken. Eine zentrale Gefahr ist die Bildung von Echokammern oder Filterblasen. Diese können bewusst eingesetzt werden, um Nutzerinnen und Nutzer gezielt zu beeinflussen, indem sie nur Inhalte zu sehen bekommen, die ihre eigenen Sichtweisen und Vorurteile bestätigen. Dadurch werden Diskriminierungen und eingeschränkte Sichtweisen ständig reproduziert, während andere Informationen, die von diesem Weltbild abweichen, kaum präsent sind. > Algorithmen, Seiten 101ff., 117

Das Phänomen des »TikTok Brain« beschreibt am besten die Auswirkungen des algorithmischen Designs auf die Funktionsweise des menschlichen Gehirns. Ein zentrales Element ist das automatische Abspielen von Videos, bei dem das Belohnungssystem des Gehirns durch ständige Aktivierung Dopamin ausschüttet. Diese Freisetzung erfolgt in kurzen Intervallen, da ständig neue, spannende Inhalte präsentiert werden. Die ständigen Wischbewegungen auf dem Handy werden als »Tiny Habits« verinnerlicht und laufen unbewusst ab, ohne dass der Nutzer aktiv Entscheidungen treffen muss. Durch personalisierte Algorithmen werden ständig neue Inhalte präsentiert, wobei das Prinzip der intermittierenden Verstärkung zum Tragen kommt. Der Nutzer weiß nicht, was als Nächstes kommt, aber er weiß, dass in absehbarer Zeit spannender Content verfügbar sein wird. Das Gehirn reagiert dabei besonders stark auf neue und unerwartete Reize, was durch die vermehrte Ausschüttung von Dopamin begünstigt wird. Dieser Effekt weist Parallelen zu den Mechanismen des Glücksspiels auf und birgt daher ein erhöhtes Suchtpotenzial.

Die Social-Media-Welt der Jugendlichen kann aber auch als Spiegel innerer Prozesse, als Ausdrucksmittel und manchmal sogar als Bühne für Identitätsarbeit gesehen werden. Ein authentisches Interesse an den Inhalten, die konsumiert und produziert werden, eröffnet wertvolle therapeutische Zugänge. Wer beispielsweise Instagram-Posts oder TikTok-Videos nicht nur als oberflächliche Selbstdarstellung, sondern als symbolische Ausdrucksform versteht, kann darin wichtige Hinweise auf innere Themen und Konflikte erkennen. In der rezeptiven Videotherapie werden Social-Media-Inhalte gezielt als Intermediärobjekte eingesetzt, das heißt, sie dienen als Brücke zwischen inneren und äußeren Prozessen. Die Reflexion ermöglicht nicht nur neue Einsichten, sondern schafft auch einen niedrigschwelligen Zugang zu schwierigen Themen. YouTube-Videos können aber auch als eigenständige Dialogform etabliert werden, indem zum Beispiel am Ende einer Stunde von beiden Seiten ein Video gesucht wird, das die momentane emotionale Befindlichkeit symbolisiert.

Integrierte Bildbearbeitungsprogramme auf diesen Kanälen bieten die Möglichkeit, Stimmungen oder Veränderungsprozesse visuell darzustellen. Digitale Collagen, in denen vorhandenes Bildmaterial dekonstruiert und neu zusammengesetzt wird, können so symbolische Erzählungen über das eigene Erleben schaffen. Intermediale Übergänge zwischen Bildern, Videos und Texten eröffnen neue Perspektiven in kreativen Prozessen und bereichern die therapeutische Arbeit auf spielerische und zugleich tiefgründige Weise.

Darüber hinaus bieten diese Medien hervorragende Möglichkeiten für psychoedukative Interventionen. Gut aufbereitete TikTok-Videos, zum Beispiel eine Visualisierung, in der Angst als eigenständige Figur dargestellt wird, können jungen Klientinnen helfen, sich emotionalen Themen anders zu nähern. Das Format »Wenn ich eine Strophe zur Verfügung hätte …« ist ein beliebter Trend auf TikTok, bei dem die Möglichkeit besteht, eine eigene Strophe beizutragen Dies kann in der Arbeit mit Jugendlichen gut genutzt werden, um einen kreativen, persönlichen, emotionalen oder auch humorvollen Text zu formulieren.

Schließlich darf auch der medienpädagogische Aspekt nicht vernachlässigt werden. Die bewusste Auseinandersetzung mit digitalen Inhalten und deren Wirkung kann zu einem kritisch-reflexiven Umgang mit Social Media führen. Wenn Theorie zur Intervention wird, indem beispielsweise die Mechanismen von Algorithmen oder die Inszenierung bestimmter Inhalte thematisiert werden, stärkt dies die Medienkompetenz der jungen Patienten und hilft, einen selbstbestimmteren Umgang mit digitalen Welten zu entwickeln.

In der psychiatrischen und psychotherapeutischen Begleitung mit jungen Menschen sollte die hohe Präsenz digitaler Medien akzeptiert werden, denn sie gehört zu deren Alltagswelt und zu ihrer sozialen Selbstrepräsentation – so selbstverständlich wie Kleidung oder Musikvorlieben.

Digitale Medien im stationären Setting

Digitalisierung findet in nahezu allen Bereichen des Gesundheitswesens statt, so auch im stationären Setting. In der Psychiatrie und Psychosomatik eröffnen digitale Innovationen neue Möglichkeiten zur Verbesserung der Versorgungsqualität und verändern die Art und Weise der Diagnostik, Behandlung und Nachsorge. Damit gehen aber auch große Herausforderungen einher, denn psychiatrische Patientendaten gehören zu den sensibelsten Informationen im Gesundheitswesen. Zudem besteht die Gefahr, dass Optimierungsleitlinien und Ansätze wie die sogenannte Präzisionspsychiatrie den zwischenmenschlichen Faktor zunehmend durch technologische Schnittstellen ersetzen.

Beispielhaft für vielfältige Initiativen im klinischen Kontext sei hier die »Arbeitsgruppe Digitale Psychiatrie« an der Charité Berlin genannt, die Erkenntnisse aus der psychiatrischen Forschung und Praxis mit digitalen Technologien verknüpft. Im Fokus stehen digitale Anwendungen, die den Zugang zur psychiatrischen Versorgung erleichtern und deren Qualität in allen Behandlungsphasen von der Diagnosestellung über das Monitoring bis hin zur Therapie verbessern können. Das Projekt »BipoLife« an der Universitätsklinik für Psychiatrie und Psychotherapie Dresden wiederum untersucht, wie ein Smartphone-basiertes ambulantes Monitoring von Frühwarnsymptomen einschließlich echtzeitdatenabhängiger therapeutischer Interventionen die Langzeitbehandlung einer Bipolaren Störung verbessern kann.

Ein besonderes Forschungsinteresse im klinischen Sektor gilt dem Thema »Biomarker« für diagnostische und präventive Ansätze. Bislang wurden keine verlässlichen Vorhersagemodelle entwickelt, um zum Beispiel das Risiko einer psychotischen Erkrankung frühzeitig zu erkennen und damit präventiv behandeln zu können. Initiativen wie das PRONIA-Projekt (»Personalised Prognostic Tools for Early Psychosis Management«) oder ProNET (»The Psychosis-Risk Outcomes Network«) nutzen KI-basierte Techniken des maschinellen Lernens, um den Verlauf psychotischer und affektiver Störungen besser vorhersagen zu können. Das Forscherteam um Nicolaos Koutsouleris geht davon aus, Strategien gefunden zu haben, um zukünftig einer präventiven Psychiatrie effiziente Werkzeuge zur Vorhersage psychotischer Erkrankungen und damit personalisierte Präventionsmöglichkeiten zur Verfügung stellen zu können (Koutsouleris u. a. 2021).

VIRTUELLE REALITÄT Virtuelle Realität (VR) wird zunehmend in der Behandlung von Angststörungen und Posttraumatischen Belastungsstörungen (PTBS) eingesetzt. Mithilfe von VR-Brillen werden computergenerierte Umgebungen erzeugt. Hochauflösende Displays projizieren eine dreidimensionale Umgebung, die sich mit den Kopfbewegungen des Nutzers synchronisiert. Es werden also verschiedene Sinneskanäle angesprochen (etwa durch visuelle und auditive Inputs), wobei zusätzlich Bewegungscontroller die Interaktion mit virtuellen Objekten ermöglichen. Aufgrund des hohen Aufforderungscharakters dieser Umgebungen eignen sie sich besonders für Expositionsansätze.

Die Wirksamkeit einer VR-Expositionstherapie wird von Julia Diemer und Kollegen (2023) noch als sehr heterogen beschrieben. Vor allem bei spezifischen Phobien liegen inzwischen vielversprechende Ergebnisse vor. Bei Agoraphobie mit Panikstörung gibt es ebenfalls erste gute Hinweise, allerdings ist die Wirksamkeit aufgrund zu weniger Studien noch nicht evidenzbasiert (Tsamitros u. a. 2023). Derzeit wird dieser Ansatz vor allem als Add-on-Intervention gesehen, verbunden mit der Hoffnung, Patientinnen für eine Exposition in vivo zu motivieren. Ähnliches gilt für die Exposition bei Posttraumatischer Belastungsstörung. Auch hier ist weitere Forschung notwendig, um entscheiden zu können, ob die VR-Exposition ein alltäglicher Behandlungsbestandteil im klinischen Setting werden wird. Julia Diemer und Kollegen (2024) sehen die Vorteile der VR-Technologie vor allem in der hohen Kontrollierbarkeit der Simulation und dem geringeren Aufwand bei der Durchführung von Expositionen.

AVATARE Eine weitere Einsatzmöglichkeit von Virtual Reality ergibt sich während des Medizinstudiums. Im Rahmen des Avatar Exploration Project (AVEX) konnten Studierende Gespräche mit »psychisch kranken« Avataren üben, also mit virtuellen Patienten und Patientinnen (Mavrogiorgou 2024). An der Fakultät für Klinische Psychologie und Digitale Psychotherapie der Universität Bochum wird zurzeit eine Studie zur AVATAR-Therapie durchgeführt. Menschen, die unter Stimmenhören leiden, können ihre Stimmen visualisieren und mittels ihres Therapeuten mit ihnen kommunizieren. Die Patienten lernen dadurch, sich gegen dominante Stimmen zu behaupten und mithilfe der VR-Technologie Alltagssituationen zu bewältigen. Inzwischen gibt es einige empirische Studien zu diesem Ansatz, die durchweg positive Ergebnisse zeigen (etwa Craig 2018).

NACHSORGE Werden Patienten nach einem Klinikaufenthalt entlassen, stehen sie vor der Herausforderung, Therapiefortschritte in den Alltag zu integrieren. Die klassische Nachsorge umfasst in der Regel ambulante Psychotherapien, regelmäßige Facharztbesuche oder/und Selbsthilfegruppen. Aus verschiedenen Gründen bestehen hier jedoch Versorgungslücken, die das Rückfallrisiko erhöhen. Digitale Technologien stellen neue Möglichkeiten zur Verfügung, um Kontinuität in der Versorgung zu gewährleisten, indem Patientinnen sehr niedrigschwellig und individuell unterstützt werden.

Mit Chat- und Mailbrücken gab es schon früh gut evaluierte Versuche, Therapieerfolge in der Nachsorge zu stabilisieren (Wolf u. a. 2008). Diese Ansätze haben es nie in die Regelversorgung geschafft und waren vielleicht auch zur falschen Zeit am falschen Ort. Krankenkassen und Kliniken sind sich aber durchaus bewusst, dass die Digitalisierung auch in der Nachsorge neue Möglichkeiten eröffnet. Aktuell gibt es Bestrebungen, Therapiefortschritte durch algorithmengesteuerte Apps und Telefongespräche mit Helfenden nachhaltig zu sichern. »Mentalis« heißt dieses Angebot, das für verschiedene Störungsbilder zur Verfügung steht und teilweise von den Krankenkassen bezahlt wird. Als Hybridangebot soll es die Lücke zwischen stationärem und ambulantem Setting schließen. > Nachsorge, Seiten 87, 132, 141

Psychosoziale Beratung und Behandlung der Zukunft – eine Schlussbetrachtung

Die Zukunft hat bereits begonnen, so könnte man dieses Schlusskapitel auch überschreiben. Die Behandlung psychischer Erkrankungen wird in den kommenden Jahren stark von technologischen Innovationen geprägt sein. Neben bewährten psychotherapeutischen und pharmakologischen Ansätzen werden digitale Technologien, personalisierte Medizin und neue neurowissenschaftliche Methoden an Bedeutung gewinnen. Künstliche Intelligenz und weitere Fortschritte bei der Identifizierung von Biomarkern können die psychiatrische und psychosoziale Arbeit weiter stärken. Es ist davon auszugehen, dass neuronale Netze vielfältige Datensätze (fMRT, EEG, Sprachmuster, Smartphone-Nutzungsdaten etc.) für die Frühdiagnostik psychischer Erkrankungen auswerten und Entscheidungshilfen für Interventionen bereitstellen können, die Therapiepläne durch Echtzeitdaten über Therapiefortschritt und Medikamentenwirksamkeit bzw. deren Nebenwirkungen dynamisch anpassen u. v. m.

Auch im Bereich der neurotechnologischen Interventionen sind Fortschritte zu verzeichnen. Nichtinvasive Hirnstimulationsverfahren wie etwa transkranielle Wechselstromstimulation (tACS) und Closed-Loop-Neurofeedback-Systeme, optimiert durch KI, sowie invasivere Ansätze wie implantierbare Brain-Computer-Interfaces werfen allerdings auch Fragen zu Autonomie und zu Manipulationsmöglichkeiten auf und werden ethische Debatten auslösen.

Ultraschnelle und stabile 5G-Verbindungen könnten virtuelle Therapiegespräche mit lebensechten holografischen Avataren ermöglichen, was für Menschen in psychiatrisch unterversorgten Regionen oder bei langen Wartezeiten hilfreich wäre. Auch wenn diese Ansätze noch nach

Science-Fiction klingen, sind Vorformen bereits in Planung. KI mit ihrer Fähigkeit zur Mustererkennung kann bei entsprechendem Training Digital Twins von Therapeuten erzeugen, die als virtuelle Avatare dem Original in Aussehen und Stimme sehr ähnlich sind und auch vergleichbare Handlungsmuster erzeugen wie ihre menschlichen Originale.

Die Blockchain-Technologie wiederum könnte genutzt werden, um Patientinnen und Patienten die volle Kontrolle über ihre eigenen Gesundheitsdaten zu geben. Sie entscheiden dann selbst, welche Therapeutinnen und Therapeuten oder Forschungseinrichtungen Zugriff auf ihre Daten erhalten, ohne dass zentrale Institutionen (wie Krankenversicherungen) die Daten verwalten oder kommerziell verwerten.

All dies wird große ethische Herausforderungen mit sich bringen. Datenschutz, informierte Zustimmung und die Balance von menschlichen und digitalen Interventionen sind dabei sorgfältig abzuwägen. Die Wahrung der therapeutischen Beziehung als Kernelement der psychischen Gesundheitsversorgung muss eine zentrale Grundkonstante bleiben. Die Zukunft der psychiatrischen Versorgung wird von einer synergetischen Kombination aus menschlicher Expertise und technologischen Elementen geprägt sein. Die Integration dieser Innovationen in die psychische Gesundheitsversorgung bietet vielversprechende Möglichkeiten, um die Qualität und Zugänglichkeit der Behandlung zu verbessern. Diesbezüglich müssen die Ausbildungscurricula dringend angepasst werden, um mit den Innovationen Schritt halten zu können. Am wichtigsten ist es jedoch, ethische und datenschutzrechtliche Bedenken zu berücksichtigen und sicherzustellen, dass diese Technologien evidenzbasiert und patientenzentriert eingesetzt werden. Die Zusammenarbeit von Technologieentwicklern, Gesundheitsdienstleistern und Patientinnen und Patienten wird entscheidend sein, um das volle Potenzial dieser Entwicklungen auszuschöpfen und doch eine ganzheitliche und effektive psychische Gesundheitsversorgung zu gewährleisten. In diesem Sinne: »Live long and prosper«, um es mit Mister Spock zu sagen.

Ausgewählte Literatur

Altendorfer-Kling, U. (2021): Digitale Medien als Therapiebühne und Intermediärobjekte in der Therapie von traumatisierten Kindern und Jugendlichen. Einsatz von Smartphone und Co. als Therapietools mit Kindern und Jugendlichen, Fallvignetten aus der psychotherapeutischen Praxis. In: *Zeitschrift für Psychodrama und Soziometrie,* 20 (Suppl 1), S. 157–171. https://doi.org/10.1007/s11620-021-00617-w

Bauer, J. F.; Gerczuk, M.; Schindler-Gmelch, L.; Amiriparian, S.; Ebert, D. D. … & Berking, M. (2024): Validation of machine learning-based assessment of major depressive disorder from paralinguistic speech characteristics in routine care. In: *Depression and Anxiety,* (9667377), S. 1–12. https://doi.org/10.1155/2024/9667377

Baumeister, H.; Garatva, P.; Pryss, R.; Ropinski, T. & Montag, C. (2023): Digitale Phänotypisierung in der Psychologie – ein Quantensprung in der psychologischen Forschung? In: *Psychologische Rundschau,* 74, 2, S. 89–106. https://doi.org/10.1026/0033-3042/a000609

Beauchamp, T. L. & Childress, J. F. (2019): Principles of Biomedical Ethics. 8. Aufl. Oxford: Oxford University Press.

Beißwenger, M. (2020): Internetbasierte Kommunikation als Textformen-basierte Interaktion: ein neuer Vorschlag zu einem alten Problem. In: Marx, K.; Lobin, H. & Schmidt, A. (Hg.): *Deutsch in Sozialen Medien. Interaktiv – multimodal – vielfältig.* Berlin: De Gruyter, S. 291–318.

Berger, T. (2017): The therapeutic alliance in internet interventions: a narrative review and suggestions for future research.

In: *Psychotherapy Research,* 27, 5, S. 511–524. https://doi.org/10.1080/10503307.2015.1119908

Berger, T. & Krieger, T. (2018): Internet-Interventionen: Ein Überblick. In: *Psychotherapie im Dialog,* 19, S. 18–24.

Bur, O. T. & Berger, T. (2024): Participant adherence and contact behavior in a guided internet intervention for depressive symptoms. In: *JMIR Formative Research,* 8, 1, e46860. https://doi.org/10.2196/46860

Camenzind, G. & Hörmann, M. (2021): Systemisch, flexibel und nahe an der Lebenswelt – Blended Counseling. In: *ausgesucht.bs. Magazin des Gesundheitsdepartements Basel-Stadt,* November 2021: Suchthilfe smart: analog und digital, S. 10–14.

Catarino, A.; Harper, S.; Malcolm, R. et al. (2023): Economic evaluation of 27,540 patients with mood and anxiety disorders and the importance of waiting time and clinical effectiveness in mental healthcare. In: *National Mental Health,* 1, S. 667–678. https://doi.org/10.1038/s44220-023-00106-z

Coppersmith, D. D. L.; Dempsey, W.; Kleiman, E. M.; Bentley, K. H.; Murphy, S. A. & Nock, M. K. (2022): Just-in-Time Adaptive Interventions for Suicide Prevention: Promise, Challenges, and Future Directions. In: *Psychiatry,* 85, 4, S. 317–333. https://doi.org/10.1080/00332747.2022.2092828

Craig, T. K. J.; Rus-Calafell, M.; Ward, T.; Leff, J. P.; Huckvale, M. A. … & Garety, P. A. (2018): AVATAR therapy for auditory verbal hallucinations in people with psychosis: A single-blind, randomised controlled trial. In: *The Lancet Psychiatry,* 5, 1, S. 31–40. https://doi.org/10.1016/S2215-0366(17)30427-3

Diemer, J.; Kothgassner, O. D.; Herrmann, M. J. & Zwanzger, P. (2024): VR-gestützte Therapie bei Angst und posttraumatischer

Belastungsstörung: aktuelle Möglichkeiten und Grenzen. In: *Der Nervenarzt,* 95, 3, S. 223–229. https://doi.org/10.1007/s00115-023-01570-9

Döring, N. (2000): Kommunikation im Internet: Neun theoretische Ansätze. In: Batinic, B. (Hg.): Internet für Psychologen (2. Aufl.). Göttingen: Hogrefe, S. 345–377.

Döring, N. (2013): C 5 Modelle der Computervermittelten Kommunikation. In: Kuhlen, R.; Semar, W. & Strauch, D. (Hg.): Grundlagen der praktischen Information und Dokumentation: Handbuch zur Einführung in die Informationswissenschaft und -praxis. Berlin, Boston: De Gruyter Saur, S. 424–430. https://doi.org/10.1515/9783110258264.424

Dusdal, M.; Schulz, R.; Haag, C. & Bartz-Beielstein, T. (2023): Konviviale Künstliche Intelligenz: Definition und Entwicklung eines Vorgehensmodells. In: *CIplus,* 2. https://doi.org/10.57684/COS-1158

Egger, J. W. (2020): Selbstwirksamkeit und Selbstwirksamkeitserwartung – ein wirkmächtiges kognitives Konstrukt für gesundheitliches Verhalten. In: *Psychologie in Österreich,* 40, 5, S. 327–335.

Eichenberg, C. & Kühne, S. (2014): Einführung Onlineberatung & -therapie. Grundlagen, Interventionen und Effekte digitaler Medien. München: Reinhardt (UTB).

El-Haj-Mohamad, R.; Böttche, M.; Vöhringer, M.; Specht, F.; Stammel, N.; Nesterko, Y. … & Wagner, B. (2024): An internet-based cognitive behavioural intervention for adults with depression in Arabic-speaking countries: A randomized controlled trial. In: *Stress and Health,* 40, 5, e3432. https://doi.org/10.1002/smi.3432

Engelhardt, E. M. (2021): Lehrbuch Onlineberatung. 2. erw. Aufl. Göttingen: Vandenhoeck & Ruprecht.

Engelhardt, E. & Engels, S. (2021): Einführung in die Methoden der Videoberatung. In: *e-beratungsjournal.net – Fachzeitschrift für Online-Beratung und computervermittelte Kommunikation*, 17, 1, S. 9–27. https://www.e-beratungsjournal.net/wp-content/uploads/2021/06/engelhardt_engels.pdf (01.06.2025)

Engelhardt, E. M. & Gerner, V. (2017): Einführung in die Onlineberatung per Video. In: *e-beratungsjournal.net. net – Zeitschrift für Online-Beratung und computervermittelte Kommunikation*, 13, 1, S. 18–29. https://www.e-beratungsjournal.net/ausgabe_0117/Engelhardt_Gerner.pdf

Engelhardt, E. M. & Piekorz, K. (2022): Einführung in die Onlineberatung per Messenger. In: *e-beratungsjournal.net – Zeitschrift für Online-Beratung und computervermittelte Kommunikation*, 18, 1, S. 18–33. https://www.e-beratungsjournal.net/wp-content/uploads/2022/02/engelhardt_piekorz.pdf (01.06.2025)

Engels, S. & Hintenberger, G. (2023): Interaktionsorientierte Versprachlichungsstrategien in der schriftbasierten Onlineberatung. In: *e-beratungsjournal.net – Zeitschrift für Online-Beratung und computervermittelte Kommunikation*, 19, 1, S. 1–20. https://www.e-beratungsjournal.net/wp-content/uploads/2023/04/engels_hintenberger.pdf (01.06.2025)

Engels, S. & Risau, P. (2024): Zwischendurch kurz beraten: Ein Konzeptionsleitfaden und methodische Anregungen für die Messengerberatung. In: *e-beratungsjournal.net – Zeitschrift für Online-Beratung und computervermittelte Kommunikation*, 20, 2, S. 34–68. https://www.e-beratungsjournal.net/wp-content/uploads/2024/11/engels_risau.pdf (01.06.2025)

Esfandiari, N.; Mazaheri, M. A.; Akbari-Zardkhaneh, S.; Sadeghi-Firoozabadi, V. & Cheraghi, M. (2021): Internet-delivered versus face-to-face cognitive behavior therapy for anxiety disorders: systematic review and meta-analysis. In: *International Journal of Preventive Medicine,* 12, 1, S. 153ff.

Franklin, J. C.; Ribeiro, J. D.; Fox, K. R.; Bentley, K. H.; Kleiman, E. … & Nock, M. K. (2017): Risk factors for suicidal thoughts and behaviors: A metaanalysis of 50 years of research. In: *Psychological Bulletin,* 143, 2, S. 187–232.

Gahleitner, S. B. (2020): Soziale Arbeit als Bindungs- und Beziehungsprofession. In: *Soziale Arbeit,* 69, 9-10, S. 326–333.

Gahleitner, S. B. & Preschl, B. (2016): Professionelle Beziehungsgestaltung über das Internet: Geht denn das überhaupt? Überlegungen zu einem methodenübergreifenden Wirkfaktor. In: *Resonanzen. E-Journal für biopsychosoziale Dialoge in Psychotherapie, Supervision und Beratung,* 4(2), S. 108–129. https://www.resonanzen-journal.org/index.php/resonanzen/article/view/392 (01.06.2025)

Gräßer, M. & Hovermann, E. (2020): Videosprechstunde. Telemedizinisch gestützte Betreuung von Patientinnen und Patienten. Die wichtigsten Fragen und Antworten. Weinheim: Beltz.

Grohol, J. M. (2010): From Netscape to Twitter: Fifteen years of mental health online. In: Brunet, A., Ashbaugh, A. R. & Herbert, C. F. (Hg.): Internet use in the aftermath of trauma. Amsterdam: IOS Press, S. 3–22.

Hadžić, B., Ohse, J., Danner, M., Peperkorn, N., Mohammed, P., Shiban, Y., & Rätsch, M. (2024). AI-supported diagnostic of depression using clinical interviews: A pilot study. In: Proceedings of the 19th international joint conference on computer vision, imaging and computer graphics theory and applications, 1: GRAPP, HUCAPP and IVAPP (pp. 500-507). Science and Technology Publications (SciTePress), S. 500–507. https://doi.org/10.5220/0012439700003660

Hanafi, A.; Saad, M.; Zahran, N.; Hanafy, R. J. & Fouda, M. E. (2024): A comprehensive evaluation of large language models on mental illnesses. In: *arXiv preprint*, arXiv:2409.15687.

Hanshans, C.; Faust, M. M. R. & Bröll, L. M. (2021): Virtual Reality als neues Werkzeug in der Suchtbehandlung. In: *SuchtAktuell*, 2021-1, S. 17–21. https://doi.org/10.5281/zenodo.4774784

Hintenberger, G. (2009): Der Chat als neues Beratungsmedium. In: Kühne, S. & Hintenberger, G. (Hg.): Handbuch Online-Beratung. Psychosoziale Beratung im Internet. Göttingen: Vandenhoeck & Ruprecht, S. 69–78.

Hintenberger, G. (2012): Exzessives Computerspielen als neue Herausforderung in der Psychotherapie mit Jugendlichen. In: Anger, H. & Schön, T. (Hg.): Gestalttherapie mit Kindern und Jugendlichen. Bergisch Gladbach: EHP-Verlag, S. 342–360.

Hintenberger, G. (2019): Prozessmodelle für die schriftbasierte Onlineberatung. In: *e-beratungsjournal.net – Fachzeitschrift für Online-Beratung und computervermittelte Kommunikation*, 15, 1, S. 26–37. https://www.e-beratungsjournal.net/wp-content/uploads/2019/03/hintenberger_2019_01.pdf (01.06.2025)

Hintenberger, G. (2021): Allgemeine Wirkfaktoren in der schriftbasierten Onlinetherapie und -beratung. In: *Psychotherapie Forum*, 25, S. 161–168. https://doi.org/10.1007/s00729-021-00192-3

Hintenberger, G. & Böckle, M. (2023): Digital kreativ – kreative Medien im digitalen Raum. In: Cubasch-König, C.; Jobst, A. & Böckle, M. (Hg.): Kreative Medien in der Psychotherapie. Göttingen: Vandenhoeck & Ruprecht, S. 191–204.

Hörmann, M. & Engelhardt, E. (2022): Blended Counseling – Grundlagen, Aktuelles und Diskurslinien. In: *Zeitschrift für systemische Therapie und Beratung*, 40, 2, S. 72–78.

Illich, I. (2014): Selbstbegrenzung. Eine politische Kritik der Technik. 3. Aufl. München: C. H. Beck.

Illy, D. & Florack, J. (2021): Behandlungsmanual Videospiel- und Internetabhängigkeit: Verhaltenstherapeutisch-orientierte Gruppenbehandlung zur Teilabstinenz bei Adoleszenten – Das »Git Gud in Real-Life«-Programm. München: Urban & Fischer/Elsevier.

Imo, W. & Lanwer, J. P. (2019): Interaktionale Linguistik. Eine Einführung. Berlin: J. B. Metzler.

Imwinkelried, M.; Seewer, N.; Berger, T. & Krieger, T. (2024): Internetbasierte Selbsthilfe bei Einsamkeit – Eine systematische Übersicht. In: *Bundesgesundheitsblatt – Gesundheitsforschung – Gesundheitsschutz,* 67, 10, S. 1161–1171. https://doi.org/10.1007/s00103-024-03934-1

Knaevelsrud, C.; Wagner, B. & Böttche, M. (2016): Online-Therapie und -Beratung. Ein Praxisleitfaden zur onlinebasierten Behandlung psychischer Störungen. Göttingen: Hogrefe.

Knatz, B. (2014): Handbuch Internetseelsorge. Grundlagen, Formen, Praxis. Gütersloh: Gütersloher Verlagshaus.

Knatz, B. & Dodier, B. (2003): Hilfe aus dem Netz. Theorie und Praxis der Beratung per E-Mail. Stuttgart: Klett-Cotta.

Knauer-Arloth, J. & Hagenberg, J. (2023): Einblicke in Depression mithilfe Künstlicher Intelligenz (KI). In: Forschungsbericht 2023 – Max-Planck-Institut für Psychiatrie. Max-Planck-Gesellschaft. https://www.mpg.de/21956592/psych_jb_2023 (01.06.2025)

Koutsouleris, N.; Dwyer, D. B.; Degenhardt, F.; Maj, C.; Urquijo-Castro, M. F. … & PRONIA Consortium (2021): Multimodal machine learning workflows for prediction of psychosis in patients with clinical High-risk syndromes and recent-onset depression.

In: *JAMA Psychiatry*, 78, 2, S. 195–209. https://doi.org/10.1001/jamapsychiatry.2020.3604

Kühne, S. (2009): Institutionalisierung von Online-Beratung – das Ende der Pionierphase. In: *e-beratungsjournal.net – Zeitschrift für Online-Beratung und computervermittelte Kommunikation*, 5, 2, S. 1–8. https://www.e-beratungsjournal.net/ausgabe_0209/kuehne.pdf (01.06.2025)

Levkovich, I. & Elyoseph, Z. (2023): Identifying depression and its determinants upon initiating treatment: ChatGPT versus primary care physicians. In: *Family Medicine and Community Health*, 11, e002391. https://doi.org/10.1136/fmch-2023-002391

Lukács, G. (1920): Die Theorie des Romans: Ein geschichtsphilosophischer Versuch über die Formen der großen Epik. Berlin: Paul Cassirer. https://www.gutenberg.org/ebooks/26972 (01.06.2025)

Mao, K.; Zhang, W.; Wang, D. B.; Li, A.; Jiao, R. … & Chen, J. (2022): Prediction of depression severity based on the prosodic and semantic features with bidirectional LSTM and time distributed CNN. In: *IEEE Transactions on Affective Computing*, 14, S. 2251–2265.

Mavrogiorgou, P.; Böhme, P.; Kramer, M.; Vanscheidt, S.; Schoppa, T. … & Juckel, G. (2024): Virtuelle Realität in der Lehre mit psychisch kranken Patientenavataren. In: *Der Nervenarzt*, 95, S. 247–253. https://doi.org/10.1007/s00115-024-01610-y

Mechler, J.; Lindqvist, K.; Magnusson, K. u. a. (2024): Guided and unguided internet-delivered psychodynamic therapy for social anxiety disorder: A randomized controlled trial. In: npj Mental Health Res. 3, 21. https://doi.org/10.1038/s44184-024-00063-0

Mehandru, N.; Miao, B. Y.; Almaraz, E. R.; Sushil, M.; Butte, A. J. & Alaa, A. (2024): Evaluating large language models as agents in the clinic. In: *npj Digital Medicine,* 7, 84. https://doi.org/10.1038/s41746-024-01083-y

Michel, K. & Valach, L. (2011): The narrative interview with the suicidal patient. In: Michel, K. & Jobes, D. A. (Hg.): Building a therapeutic alliance with the suicidal patient. Washington: American Psychological Association, S. 63–81.

Miller, W. R. & Rollnick, S. (2015): Motivierende Gesprächsführung: Motivational Interviewing. 3. Aufl. Freiburg: Lambertus.

Moshe, I.; Terhorst, Y.; Philippi, P.; Domhardt, M.; Cuijpers, P. … & Sander, L. B. (2021): Digital interventions for the treatment of depression: A meta-analytic review. In: *Psychological Bulletin,* 147, 8, S. 749–786. https://doi.org/10.1037/bul0000334

MPFS (Hg.) (2024): JIM-Studie 2024: Jugend, Information, Medien. Basisuntersuchung zum Medienumgang 12- bis 19-Jähriger. https://mpfs.de/app/uploads/2024/11/JIM_2024_PDF_barrierearm.pdf (01.06.2025)

MPFS (Hg.) (2022): KIM-Studie 2022: Kindheit, Internet, Medien. Basisuntersuchung zum Medienumgang 6- bis 13-Jähriger. https://mpfs.de/app/uploads/2024/11/KIM-Studie2022_website_final.pdf (01.06.2025)

Müller, C. (2023): Digitale Kommunikation und Soziale Arbeit: Menschen im digitalen Raum erreichen. Göttingen: Vandenhoeck & Ruprecht.

Petzold, H. G. (2003): Integrative Therapie. Modelle, Theorien & Methoden. 3 Bde. Paderborn: Junfermann.

Raine, L. & Wellman, B. (2012): Networked: The new social operating system. Cambridge: MIT Press.

Rosa, H. (2016): Resonanz: Eine Soziologie der Weltbeziehung. Berlin: Suhrkamp.

Rubeis, G. (2022): iHealth: The ethics of artificial intelligence and big data in mental healthcare. In: *Internet Interventions,* 28, S. 100518. https://doi.org/10.1016/j.invent.2022.100518

Schreiter, S.; Mascarell-Maricic, L.; Rakitzis, O.; Volkmann, C.; Kaminski, J. & Daniels, M. A. (2023): Digitale Gesundheitsanwendungen im Bereich psychischer Gesundheit: Ein Scoping Review. In: *Deutsches Ärzteblatt International,* 120, 47, S. 797–803. https://doi.org/10.3238/arztebl.m2023.0208

Schuller, D. M. & Schuller, B. W. (2022): Ist Stimme das neue Blut? KI und Stimmbiomarker zu früheren Diagnosen – für jedermann, überall und jederzeit. In: Pfannstiel, M. A. (Hg.): Künstliche Intelligenz im Gesundheitswesen. Berlin: Springer Gabler, S. 566–576. https://doi.org/10.1007/978-3-658-33597-7_26

Schultze, N. G. (2007): Erfolgsfaktoren des virtuellen Settings in der psychologischen Internet-Beratung. In: *e-beratungsjournal.net – Zeitschrift für Online-Beratung und computervermittelte Kommunikation,* 4, 1, S. 1–8. https://www.e-beratungsjournal.net/ausgabe_0107/schultze.pdf (01.06.2025)

Silfverberg, M. (2020): Welche Chancen und Risiken ergeben sich durch den Einsatz videogestützter Kommunikationstechniken in der Berufs-, Studien- und Laufbahnberatung aus Sicht von Beratungspersonen bei ask!. In: *e-beratungsjournal.net. net – Zeitschrift für Online-Beratung und computervermittelte Kommunikation,* 16, 1, S. 1–15. https://www.e-beratungsjournal.net/wp-content/uploads/2020/01/silfverberg.pdf

Sötemann, C. H. (2019): Telefonische Beratung in Krisensituationen. Hintergründe und Interventionen für Psychologen, Berater und Ehrenamtliche. Wiesbaden: Springer.

Stanley, B. & Brown, G. K. (2012): Safety planning intervention. A brief intervention to mitigate suicide risk. In: *Cognitive and Behavioral Practice*, 19, 2, S. 256–264. https://doi.org/10.1016/j.cbpra.2011.01.001

Stech, E. P.; Lim, J., Upton; E. L. & Newby, J. M. (2020): Internet-delivered cognitive behavioral therapy for panic disorder with or without agoraphobia: A systematic review and meta-analysis. In: *Cognitive Behaviour Therapy*, 49, 4, S. 270–293. https://doi.org/10.1080/16506073.2019.1628808

Stein, J.; Vöhringer, M.; Wagner, B.; Stammel, N.; Nesterko, Y. … & Knaevelsrud, C. (2023): Exposure versus cognitive restructuring techniques in brief internet-based cognitive behavioral treatment for Arabic-speaking people with posttraumatic stress disorder: Randomized clinical trial. In: *JMIR Mental Health*, 10, 1, e48689.

Steppan, M.; Zimmermann, P.; Fürer, L.; Southward, M. W.; Koenig, J. … & Schmeck, K. (2023): Machine learning facial emotion classifiers in psychotherapy research: A proof-of-concept study. In: *Psychopathology*, 57, 3, S. 159–168. https://doi.org/10.1159/000534811

Storrer, A. (2018): Interaktionsorientiertes Schreiben im Internet. In: Deppermann, A. & Reineke, S. (Hg.): Sprache im kommunikativen, interaktiven und kulturellen Kontext. Berlin: De Gruyter, S. 219–244. https://doi.org/10.1515/9783110538601-010

Su, C.; Zhou, H.; Gong, L.; Teng, B.; Geng, F. & Hu, Y. (2021): Viewing personalized video clips recommended by TikTok activates default mode network and ventral tegmental area. In: *NeuroImage*, 237, 118136. https://doi.org/10.1016/j.neuroimage.2021.118136

Suler, J. (2004): The online disinhibition effect. In: *CyberPsychology and Behavior,* 7, 3, S. 321–326. https://doi.org/10.1089/1094931041291295

Teismann, T.; Forkmann, T. & Glaesmer, H. (2019): Risikoabschätzung bei suizidalen Patienten: Geht das überhaupt? In: *Verhaltenstherapie,* 29, 2, S. 80–84.

Teismann, F. & Friedrich, S. (2021): Risikoabschätzung und Diagnostik. In: Teismann, T.; Forkmann, T. & Glaesmer, H. (Hg.): Suizidales Erleben und Verhalten. Ein Handbuch. Köln: Psychiatrie Verlag, S. 115–135.

Teismann, F. & Glasow, N. (2021): Means Restriction: Suizidprävention durch Zugangsbeschränkung. In: Teismann, T.; Forkmann, T. & Glaesmer, H. (Hg.): Suizidales Erleben und Verhalten. Ein Handbuch. Köln: Psychiatrie Verlag, S. 212–233.

Terhorst, Y.; Kaiser, T.; Brakemeier, E.-L.; Moshe, I.; Philippi, P. … & Sander, L. B. (2024): Heterogeneity of treatment effects in internet- and mobile-based interventions for depression: A systematic review and meta-analysis. In: *JAMA Network Open,* 7, 7, e2423241. https://doi.org/10.1001/jamanetworkopen.2024.23241

Thai, H.; Davis, C. G.; Mahboob, W.; Perry, S.; Adams, A. & Goldfield, G. S. (2024): Reducing social media use improves appearance and weight esteem in youth with emotional distress. In: *Psychology of Popular Media,* 13, 1, S. 162–169. https://doi.org/10.1037/ppm0000460

Tsamitros, N.; Beck, A.; Sebold, M.; Schouler-Ocak, M.; Bermpohl, F. & Gutwinski, S. (2023): Die Anwendung der virtuellen Realität bei der Behandlung von psychischen Störungen. In: *Der Nervenarzt,* 94, 1, S. 27–33. https://doi.org/10.1007/s00115-022-01378-z

Tu, T.; Palepu, A.; Schaekermann, M.; Saab, K.; Freyberg, J. … & Natarajan, V. (2024): Towards conversational diagnostic AI. In: *arXiv preprint,* arXiv:2401.05654. https://arxiv.org/abs/2401.05654

Urech, A.; Krieger, T. & Berger, T. (2022): Digitale Behandlungsmöglichkeiten bei Angststörungen und Depressionen. In: *Psychiatrie + Neurologie,* 5(22), S. 4–9.

Vetter, A. (2023): Konviviale Technik: Empirische Technikethik für eine Postwachstumsgesellschaft. Bielefeld: transcript.

Vignapiano, A.; Monaco, F.; Pagano, C.; Piacente, M.; Farina, F. … & Corrivetti, G. (2023): A narrative review of digital biomarkers in the management of major depressive disorder and treatment-resistant forms. In: *Frontiers in Psychiatry,* 14, 1321345. https://doi.org/10.3389/fpsyt.2023.1321345

Vowels, L. M.; Francois-Walcott, R. R. R. & Darwiche, J. (2024): AI in relationship counselling: Evaluating ChatGPT's therapeutic capabilities in providing relationship advice. In: *Computers in Human Behavior: Artificial Humans,* 2, 2, 100078. https://doi.org/10.1016/j.chbah.2024.100078

Weisbrod, L. (2024): Das Ende von Social Media. In: *Die Zeit,* Nr. 8. https://www.zeit.de/2024/08/soziale-medien-nutzung-facebook-instagram (01.06.2025)

Welivita, A. & Pu, P. (2024): Are Large Language Models More Empathetic than Humans? In: *arXiv preprint,* abs/2406.05063. https://arxiv.org/abs/2406.05063

Wenzel, J.; Jaschke, S. & Engelhardt, E. (2020): Krisenberatung am Telefon und per Video in Zeiten von Corona. In: *e-beratungsjournal.net – Fachzeitschrift für Onlineberatung und computervermittelte Kommunikation,* 16, 1, S. 46–66. https://www.e-beratungsjournal.net/wp-content/uploads/2020/04/wenzel_et_al.pdf (01.06.2025)

Wolf, M.; Zimmer, B. & Dogs, P. (2008): Chat- und E-Mail-Brücke: Nachsorge nach stationärer Psychotherapie. In: Bauer, S. & Kordy, H. (Hg.): *E-Mental-Health*. Berlin: Springer, S. 219–235. https://doi.org/10.1007/978-3-540-75736-8_17

Wölfling, K.; Beutel, M. E.; Bengesser, I. & Müller, K. W. (2022): *Computerspiel- und Internetsucht: Ein kognitiv-behaviorales Behandlungsmanual*. 2., erw. und überarb. Aufl. Stuttgart: Kohlhammer.

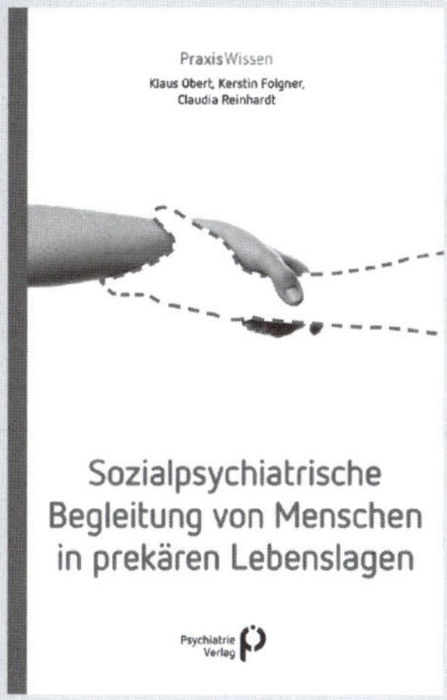

Klaus Obert, Kerstin Folgner, Claudia Reinhardt

Sozialpsychiatrische Begleitung von Menschen in prekären Lebenslagen

1. Auflage 2025
ISBN: 978-3-96605-313-6 22,00 €
E-Book (EPUB): 978-3-96605-321-1 21,99 €
E-Book (PDF): 978-3-96605-320-4 21,99 €
160 Seiten

Prekär und herausfordernd! Aber für wen?

Manche Menschen sind zwar „objektiv“ Teil der Zuständigkeit der Sozialpsychiatrie, fallen aber trotzdem durch das Raster. Teils, weil sie selbst keinen Kontakt mit der Psychiatrie wollen, teils, weil sie nur schwer erreichbar sind. Sozialpsychiatrisch Tätige begeben sich, gesetzlich beauftragt und durch persönliche Haltungen motiviert, dennoch in den herausfordernden Kontakt.

Wie gelingen der Umgang und die Begleitung von Menschen mit herausforderndem und »schwierigem« Verhalten? Scheitert die Unterstützung an den Ansprüchen und Vorurteilen der Helfenden oder an institutionellen Grenzen und unzumutbaren gesellschaftlichen Verhältnissen? Welche neuen und alternativen Wege und Ideen braucht es, um ungewohnte Situationen zu meistern?

Die Autor*innen des Buchs versammeln viele Fallgeschichten und komplexe Praxisbeispiele, um mögliche Wege aufzuzeigen. Über die Praxis hinaus weisen sozialpolitische Denkanstöße und Grundsatzhaltungen, die persönliches, aber auch gesellschaftliches Umdenken ermöglichen.

Psychiatrie Verlag

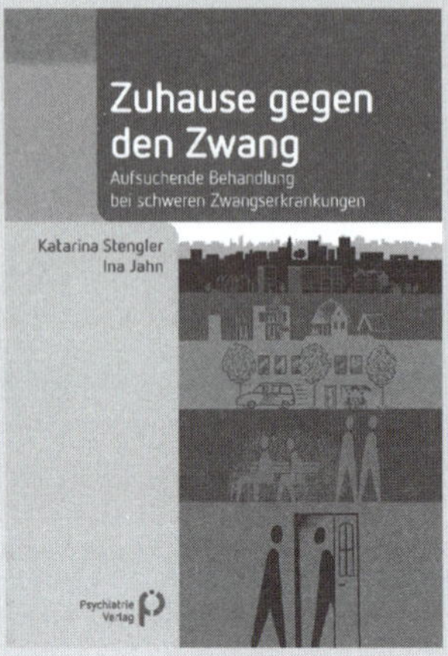

Katarina Stengler, Ina Jahn

Zuhause gegen den Zwang

Aufsuchende Behandlung bei schweren Zwangserkrankungen

1. Auflage 2025
ISBN: 978-3-96605-252-8 40,00 €
E-Book (PDF): 978-3-96605-291-7 39,99 €
208 Seiten

Interventionen gegen Zwänge: dort, wo sie (mit) am stärksten sind

Das eigene Zuhause ist für viele Menschen ein Rückzugsort und ein ruhevoller Raum. Für Menschen mit Zwangsstörungen sind aber gerade hier viele Ihrer Zwangsgedanken und -handlungen am stärksten ausgeprägt. Die aufsuchende Behandlung kann hier direkt ansetzen, und zudem Angehörige einbeziehen.

Das gut durchdachte Konzept der aufsuchenden Behandlung bietet nicht nur die Chance, therapeutisch konkret zu intervenieren, sondern auch das soziale Umfeld der Betroffenen wie ihre An- und Zugehörigen direkt anzusprechen.

Leider gibt es bislang nur wenige ambulante Behandlungsangebot für Menschen mit Zwangsstörungen. Mit der Erfahrung eines erfolgreichen Pilotprojekts im Rücken haben die Autorinnen ein Konzept entwickelt, das für jedes multiprofessionell arbeitende Team umsetzbar ist. Insbesondere adressiert werden hier die gemeindepsychiatrischen Verbünde. Die Autorinnen stellen das ganze Spektrum aufsuchender Behandlung unter den Bedingungen der Sozialgesetzbücher vor und erleichtern damit die Entscheidung für ein Modell. Die hilfreichen Downloadmaterialen können settingübergreifend eingesetzt werden.

Psychiatrie
Verlag

Telefon: 0221 167989-0
E-Mail: info@psychiatrie-verlag.de
Internet: www.psychiatrie-verlag.de